湛庐 CHEERS

与最聪明的人共同进化

HERE COMES EVERYBODY

U0309001

CHEERS
湛庐

LIVEWIRED

粉红色柔软的学习者

[美]大卫·伊格曼（David Eagleman） 著

王明宇 牛雨谣 译

浙江科学技术出版社·杭州

测一测

关于大脑的可塑性，你到底了解多少？

扫码加入书架
领取阅读激励

扫码获取全部测试题及答案，
一起推开大脑可塑性的
神秘之门

- 人在被切掉右臂后，还能体会到右手传来的痛感，这是（　　）。

  A. 幻觉

  B. 真实感受

- 对刚出生的婴儿来说，其大脑可以比喻成（　　）。（单选题）

  A. 一张白纸

  B. 完美的发条钟

  C. 一幅完整的画卷

  D. 第一张多米诺骨牌

- 大脑的适应能力和可塑性会随着年龄增长不断（　　），所以脑损
  伤对于（　　）更加危险。（单选题）

  A. 增强，年轻人

  B. 增强，老年人

  C. 减弱，年轻人

  D. 减弱，老年人

扫描左侧二维码查看本书更多测试题

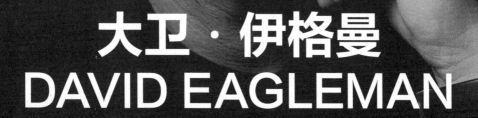

大卫·伊格曼
DAVID EAGLEMAN

享誉全球的脑科学家
杰出的脑科学大众传播者
科技创新实践引领者

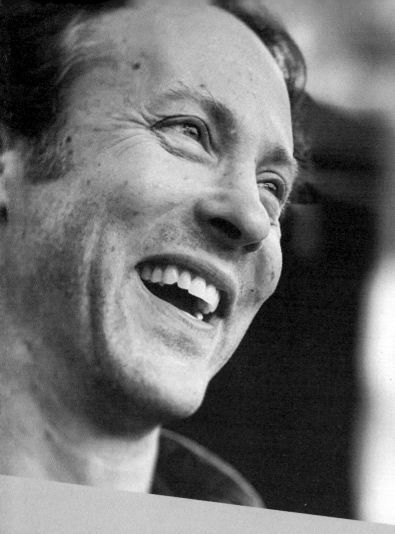

大卫·伊格曼或许是当今最出色的科学家和小说家。
——斯图尔特·布兰德

"摔"出来的脑科学家

8岁那年，伊格曼到离家不远的一个工地"翻墙头"，不小心从墙头上掉了下来，导致他的鼻骨骨折。这一摔不过短短几秒钟，但当时伊格曼却感觉时间变慢了。即使40多年后的今天，他对当时的感觉依旧记忆深刻，并将它形容为"爱丽丝在兔子洞里翻滚时的感受"。这次特殊的经历，激发了伊格曼对时间感知的兴趣，引领他日后从事该方面的研究，并最终成为该领域最有话语权的专家之一。

时间变慢背后的原理是：身处危机之时，我们会对时间产生预期判断，多数情况下我们是在"回顾"时间，所以时间的长短体现的是记忆的密度。后来，伊格曼多次亲身尝试"零重力式蹦极"，成功地测试了这种时间感知差，验证了童年时期令他印象深刻的特殊体验。

如今，伊格曼已经是斯坦福大学的神经科学家，以感觉替代、时间感知、大脑可塑性、联觉和神经法学方面的工作而闻名，这次经历也被他写进了《皱巴巴果冻的绚丽人生》一书中。该书影视版《大脑的故事》（*The Brain with David Eagleman*）由他亲自执导，并获艾美奖提名。

伊格曼还是广受欢迎的 TED 演讲者、古根海姆学者奖获得者，同时也是美国心智科学基金会的首席科学顾问。他曾获通信理论领域的最高荣誉克劳德·E. 香农奖和麦戈文生物医学传播杰出奖，以及美国神经科学学会授予的极具影响力的年度科学教育者奖。

烧脑神剧背后的科学顾问

在《西部世界》第一季制作期间，伊格曼碰巧正与其中一位剧作家交流。得知该剧组没有科学顾问后，他亲自飞往洛杉矶，同该剧的编剧和制片人展开了长达 8 小时的讨论，对剧中的核心问题提出了出色的洞见。

到了第二季，该剧开始探讨"自由意志"的本质问题，这正是伊格曼最熟悉的研究领域，所以他亲自担任了这一季的科学顾问。在编剧阶段，伊格曼与编剧和制片人就"记忆""意识""人工智能的各种可能性"等问题展开了头脑风暴，以科学视角完善了这个令人脑洞大开的科幻故事。

此外，他还担任过罪案剧《罪案第六感》（*Perception*）的科学顾问。通过这些影视作品，伊格曼将科学的声音带给了更广泛的受众。

脑科学创新实践的领军人

除了研究脑科学的理论，伊格曼更致力于脑科学成果的创新实践与商业应用。他目前是两家知名科技公司 BrainCheck 和 Neosensory 的联合创始人。

BrainCheck 是一个移动平台，已被数千个医生办公室和医院系统采用，以评估与痴呆或脑震荡相关的认知变化，该公司被评为 2017 年最具投资价值的初创企业之一。

Neosensory 开发的新感官背心用于增强人的感知，以帮助聋哑人、盲人等有感知缺陷的人提升其他器官的感知力，也可以用于虚拟现实场景。如今，新感官背心在硅谷技术的支持下，已浓缩为手表大小的腕带，使用起来更便捷，并获得了《快公司》2021 年"改变世界创意大奖"。

伊格曼还发明了用于认知障碍的早期检测和验证的设备，并获得了专利。同时，他还是许多优秀的初创公司的科学顾问，包括 NextSense、Neurable、Tenyx、Skywalk、Ampa 等。

文笔惊艳、想象奇崛的科普明星

目前，伊格曼已在《自然》《科学》等世界知名期刊上发表学术论文 120 余篇，是多家科学期刊的编辑委员会成员。他也为《纽约时报》《发现》《大西洋月刊》《连线》《新科学家》等杂志撰稿，并经常在美国全国公共广播电台和英国广播公司中发表演讲，讨论科学界的新鲜事和重要事件。

除了学术著作，伊格曼还热衷于大众科普，出版了许多畅销书。除了前文提到的《皱巴巴果冻的绚丽人生》，他的最新作品《粉红色柔软的学习者》更是获得普利策奖提名，《哈佛商业评论》称这本书"完全颠覆了我们对大脑运作过程的基本认识"。

《1 立方厘米银河系的我》则是《纽约时报》评选出的畅销书，也是施瓦辛格的枕边书；《三磅褶皱的创造力》是伊格曼与音乐大师安东尼·布兰德合著的变革性力作；《死亡的故事》刚出版就登顶《纽约时报》畅销榜，被翻译成 30 多种语言，并多次被改编为歌剧、电影。

此外，伊格曼曾登上意大利 Style 杂志封面，被评为最聪明的创意人之一。《纽约观察家报》更是将他比肩哥白尼："一个充满魅力的科普者……伊格曼志在为心智科学领域做出哥白尼在天文学领域所做的同等革命性贡献。"

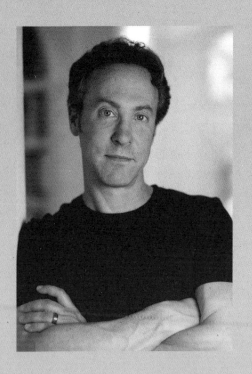

作者相关演讲洽谈，请联系
BD@cheerspublishing.com

更多相关资讯，请关注

湛庐文化微信订阅号

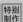 湛庐CHEERS 特别制作

生时都似他人，死时只同自己。

马丁·海德格尔

柔以克刚的三重智慧

洪 波
清华大学医学院教授、为先书院院长

你读这本书的时候，大概是坐在温暖阳光照着的阳台上，或者是咖啡馆一角混合着香气的音乐中，或者是地铁里拥挤而嘈杂的人群中……大卫·伊格曼也许和你一样在充满颜色、声音、气味、触觉的世界中思考这些感觉是从哪里来的：为什么我们的大脑把这些外部世界的输入收拾得如此井井有条？为什么我们可以充满兴趣地去读一本新书、尝试一种新口味的咖啡、到一个陌生的城市旅行、练习游泳或者瑜伽，甚至学习一门新的语言？

这一切的秘密都在动态重连的大脑中，或者更准确地说，在动态重连的大脑新皮质里。近千亿神经元褶皱地挤在一起，看不出有什么了不起的规律，但你我丰富的感觉、运动、记忆、语言、意识，这一切不可思议的东西，都来自其中！伊格曼和我一样对脑科学痴迷，研究大脑的可塑性、联觉、时间感知，但他不同寻常地同时拥有文学学位，是一位非常受人欢迎的科普作家，善于轻松而愉悦的写作。他在纪录片《大脑的故事》中用极富感染力的语言，雄辩地说明，我们眼前的世界只是大脑根据有限的输入自主构建出来的"神经现实"，这个构建的"现实"合理有序，归功于不断改变的神经连接。这些不断改变的神经连接，赋予这个"神经现实"以意义。

探索人脑之谜不容缺失的思考维度

笛卡儿的时代，人们认为大脑是水泵一样的机械装置，思想和灵魂可以在其中流动；冯·诺伊曼的时代，人们认为大脑是执行计算的电路，进行着和数字逻辑一样的运算；进入互联网和人工智能时代，人们笃定地认为人脑是神经元组成的网络，甚至按照这个"网络"隐喻造出了人工的大脑，也就是人工智能。这些隐喻作为认知框架，很好地指引了人们探索人脑奥秘的道路。可是这些隐喻，缺失一个重要的思考维度——大脑是活的机器、活的网络，神经元之间的连接时刻在变化。从开头读到这里，你的大脑中千万个神经元之间的连接已经被我的文字改变了。这种动态重连的改变恰恰是人脑之谜的关键所在，也是今天的人工智能所望尘莫及的。人工智能大模型今天正在纠结的是，究竟在训练阶段还是推理阶段投入更多算力？对于人脑，训练和推理是同时完成的，每次推理可能都在改变连接权重。人工智能机械地采用反向传播、强化学习这样的策略去离线改变人工神经元的连接，试图让智能体以不变应万变，实在有些莽撞而过于使用蛮力。

生物大脑，特别是人的大脑，不仅在看得见的形态上是柔软的，在看不见的机理上也是柔软的。湛庐这次重磅推出的大卫·伊格曼"自我进化"四部曲——《粉红色柔软的学习者》《1立方厘米银河系的我》《皱巴巴果冻的绚丽人生》《三磅褶皱的创造力》，正是向读者揭示大脑"柔以克刚"的智慧。我从这一套书里读到了如下三重智慧，分享给大家作为阅读的框架。与此同时，我又想特别申明，伊格曼的每一本书都是一张网，有独特清晰的主干观点，也藏着很多隐秘而有趣的故事和灵感，等着你去发现。

与众不同的神经地图塑造独特的你

第一重智慧是神经元相互竞争，带来大脑多样性，塑造独特的个体。神经生物学的研究，大都指向一个规律：大脑皮质下的神经核团基本是由基因决定的硬连接（hardwired），是从海洋鱼类直到灵长类，长期适应环境遗传和变异的产物，人类自然是很好地继承了这笔智慧的遗产，你的大脑中也存在喜爱高能量食物、贪于享受、逃避危险、恐惧未知、害怕孤独的神经回路，而且你很难改变这些硬连接神经回路，它们并不柔软灵活，大部分时候你只能向它们妥协。

从灵长类开始，大脑皮质快速膨胀，甚至颅骨容不下突然增多的神经元，原本平坦的大脑皮质表面被迫形成褶皱，展开的面积大概相当于 4 张 A4 纸。在这 4 张 A4 纸的面积上，神经元始终在动态重连（livewired），不断相互竞争，"攻城略地"，从而塑造了每个人独特的大脑。

《粉红色柔软的学习者》这本书通过神经外科大师怀尔德·彭菲尔德（Wilder Penfield）的"小矮人"大脑地图、断臂将军的幻肢痛、实验室中被切断神经连接的猴子大脑图谱的变化等传奇故事，以及大量盲人、聋人感觉替代的例子，形象地说明来自外界的各种感觉输入，不断争夺大脑皮质这几张 A4 纸上的领地。

教科书里大脑皮质的功能图谱，其实大大简化了真实大脑的复杂性。几乎每个人的大脑皮质功能分区都是不一样的，你的后天经历塑造了这张与众不同的"神经地图"。你是宇宙间与众不同的那一个，很大程度上是因为你的独特神经连接，而不仅仅是你的遗传基因。最重要的是，大脑皮质神经连接是"柔软可变"的，你可以通过主动的选择来改变你的神经地图，进而成为更好的自己。当然，很有可能，因为一万小时的努力，你的大脑皮质某个地方会比常人多出一个 Ω 状的褶皱。

主动改变的神经网络助你高效决策

　　第二重智慧是神经网络主动改变，应对不确定性，让人类成为万物之灵。我们大脑皮质网络的神经元数量有限，能量消耗大抵和几十瓦的灯泡相当，所以无法像人工智能那样贪婪地扩张硬件。一个堪称奇观的秘密，就是一张不断改变的神经网络。用数学的语言来说，你的大脑皮质网络的连接矩阵元素是可变的。这些可变的矩阵元素承载了你在街上认出好友的计算机制，也承载了你网上购物反复比选权衡的决策机制，更承载了去年夏天某段旅行的美好回忆，所有这些都是动态的，如流水一般，而不是一个个静态符号，或者一张张图片。这种改变不是后台大量数据训练的结果，而是你每次经历、每个动作、每次决策实时塑造的。正如伊格曼在《1立方厘米银河系的我》这本书里提到的，大脑皮质网络那如银河系般绵密的神经连接，会不断根据外界的刺激和内在的选择重塑自我，不仅在应对不确定性时展现出高度的灵活性，更是在每一次决策中主动预测并实时进行调整。一种被称为"主动推理"的理论认为，生物大脑是在主动预测下一时刻要经历的事情，而不是被动处理。也就是说，我们大脑皮质的神经连接在看到、听到、摸到事物之前就已经改变了。"从根本上说，大脑就像一台预测机器，驱动自身不断自我重塑。"

　　人类能够如此灵活地应对迅速变化的环境，处理世界的不确定性，正是因为背后的生物学机制在不断完善中。起码我们已经知道，描述神经突触连接如何因为神经活动而改变的赫布法则——一起放电的神经元之间的连接就会增强，先后放电的时机很重要，正如你和好朋友之间总是快速响应，有求必应；乙酰胆碱这类化学分子也在背后调节神经可塑性，心情愉快、主动积极的学习，会通过乙酰胆碱来提高神经连接的可塑性，当然，奖励也是促进神经连接重组的关键因素。

　　《皱巴巴果冻的绚丽人生》这本书刚好提到了在生命的不同阶段，这种神经可塑性的规律不尽相同：刚出生时大脑皮质有点像一团乱麻，随后因为大量信息的涌入而迅速裁剪神经连接；然后是一段敏感的时间窗口，大致在六七岁以前，负责视觉、听觉、语言、运动的这些神经网络极度可塑，所谓"天纵英才"大概就是得益于这些窗口。这段时间应该是孩子们充分玩耍、和真实世界亲密互动的最佳时间窗口。也许我们的家长应该反思一下，是不是亲手扼杀了自己身旁的小天才。伊格曼还讨论了一个辩证的问题，既然大脑皮质如此多变，那是什么机制让我们的大脑保持稳定性，从而确保我们每个人的行为模式是稳定可靠的？这部分的讨论与我心有戚戚焉，从快到慢不同层次的可塑性也许是可能的机制，我的实验室几位博士生也正在从脑网络动力学角度研究这个问题。

动态重连的大脑塑造文明奇迹

第三重智慧是人脑动态重连，让我们超越现实，塑造文明。在《三磅褶皱的创造力》这本书中，伊格曼指出，我们的大脑一方面试着用预测世界的方式来节省能量；另一方面，它又沉浸在寻求意外之事中不能自拔。我们既不想生活在无限循环之中，也不想一直生活在意外之中。这是一种利用已知和探索未知之间的平衡。这就是为什么我们的生活中会充斥着很多同形物：它们的一些特征都是仿照以往的设计得来的。回想一下，苹果的平板电脑在市场上刚出现时，其特色之一便是装有"图书"的"木制"书架。同时，程序员也致力于让你在滑动屏幕的时候有"翻页"的体验。即便是最先进的技术，也总与它的历史血脉相连。虽然这种利用和探索的权衡并非人类特有，但是当几代小松鼠占领了几片灌木丛时，人类已经用技术占领了整个地球。

"动态重连不仅是令人惊喜的自然景观，也是记忆、灵活的智力以及文明存在的基础。"伊格曼不是一个寻常的脑科学家，他在这套书中体现出一种"悲天悯人"的哲思。我们的大脑连接努力地反映、重建甚至预测客观世界，难道我们和其他生物一样，只是为了汲汲营营、寻欢作乐？人之所以为人，在于可以用自己的智慧改造世界，塑造文明。

在《粉红色柔软的学习者》中，作者讨论了大脑的动态重连机制，如何实现感觉运动修复或者增强，帮助盲人、聋人、脑卒中患者通过感觉替代或者运动训练，重新看到、听到、动起来。正常人也可以通过类似的技术，获得"第六感"，看到红外线、体感到环境和情绪等，实现感觉增强。帮助残障人士运动的脑机接口背后也有可塑性机制，当瘫痪患者脑控假肢的时候，他们的大脑实际上重新部署了神经连接，学会了控制假肢或者计算机光标，而不是简单用解码算法替换原来的神经连接。如果没有神经可塑性，人工耳蜗、人工视网膜、脑机接口这些神经替代物，是无法实现功能重建的，这一点往往被人们忽视。最近我和实验室伙伴在微创脑机接口首位截瘫患者老杨身上看到的，正是这样一种神经可塑性的奇迹：大脑皮质的可塑性让脑控机械手越来越娴熟，而每一次成功脑控产生的神经放电又促进了脊髓损伤的神经修复。在《粉红色柔软的学习者》这本书的最后，伊格曼把动态重连的思想提升到新的维度，很有洞见地指出，也许像电力网络、物联网、高密度芯片、人工智能网络等这些复杂系统，可以借鉴学习大脑网络的动态重连机制。

这个世界真是这样吗？为什么能够意识到自我的存在？人类能够通过神经技术变得更加强大吗？怎样才能更有想象力和创造力？答案就在大卫·伊格曼的"自我进化"四部曲里，或者说答案就在你的眼球后面，那皱巴巴果冻般、有着比银河系恒星还多的连接、三磅重的柔软的学习者。

开启大脑奥秘的探索之旅

此刻我深感荣幸，也十分欣喜，我有关大脑的4本书终于全部译为中文，与你们见面了。多年来，我一直为人类心智那复杂而美丽的"舞蹈"深深吸引，进而投身大脑生物基础的研究。这套作品中的每本书都像一颗独特耀眼的珍珠，它们共同串联成名为"大脑奥秘"的珠链，而这正是我毕生渴求的无价之宝。

写作这套作品的动机，源自一个简单的问题：大脑，这一仅仅由细胞和生化物质组成的体系，怎会孕育出如此丰富多样的人类体验？这个问题引领我踏上了探索之旅，从无意识到社会驱动力，再到学习和记忆的机制、梦境的起源，以及我们是否能为人类创造新的感官体验。你可以从这些作品的字里行间，体会到我对大脑奥秘怀有多么强烈的好奇心，以及我是多么想通过研究大脑来探寻我们生而为人的本质。

对于这套作品，我推荐你从《1立方厘米银河系的我》开始阅读，它阐述了有关无意识思维的基本概念，即我们毫无察觉，大脑却在默默运作。之后，你可以接着读《皱巴巴果冻的绚丽人生》，它将带你领略大脑在社会互动、决策制定以及未来展望中拥有的广阔天地。再之后，你可以翻开《三磅褶皱的创造力》，去了解大脑，特别是人类的大脑，如何展现出它绝妙的创造力。最后，《粉红色柔软的学习者》将聚焦大脑的动态重连，揭示神经技术的最新突破以及伴随而来的伦理议题，徐徐展开一幅生动的当代神经科学画卷。

这套作品中的每一本都阐述了大脑科学的现状，并展望了未来的发展趋势。它们将为你带来了解当代神经科学的全面视角，既让我们更深入地认识自我，也为人工智能的未来发展提供宝贵的启示。

在中国出版这套作品，对我而言意义非凡。中国拥有源远流长的创新历史，如今更是在全球科学舞台上大放异彩。因此，在这片充满活力的土地上，探讨这些话题显得尤为贴切。我很高兴这套作品能够与中国读者见面。我相信，这些作品一定会引起热衷于探索神经科学及其文献的学生、专业人士和爱好者的深刻共鸣。

最后，我要再次由衷地表达自己的荣幸与感激之情，期待这套作品能够点燃更多人思考的星星之火，激发人们对于大脑奥秘的无限探索欲望。愿与你们共同展开一场关于人类心智的深入讨论！

第6章 训练有素的神经回路 147

- 3 个女儿都成为国际象棋特级大师，父母究竟对她们的大脑做了什么？
- 为什么音乐家的大脑皮质会比普通人多出一个像希腊字母 Ω 一样的皱褶形状？
- 为什么肌肉短暂的痉挛或颤抖，或有东西碰到你的腿，都会让你觉得是手机在振动？

第7章 大脑也会降本增效 169

- 为什么仅在 20 世纪 80 年代，人们看书时会觉得页面泛红？
- 为什么刚从跑步机上下来会感到眩晕？
- 为什么失恋和药物戒断会有同样的反应？

第8章 一触即发的神经元战争 187

- 为什么只有左侧大脑半球的爱丽丝能有完全正常的手眼协调能力？
- 神经元的领地之争和不法分子的地下竞争有何异曲同工之处？
- 为什么治疗先天性斜视的最好做法，是遮住另一只健康的眼睛？

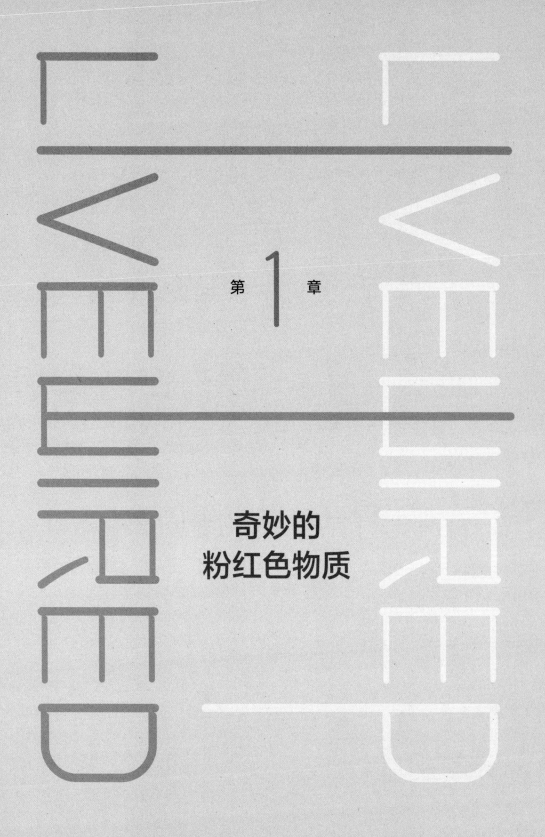

第 1 章

奇妙的
粉红色物质

只剩一半大脑的马修，还是原来的自己吗？

如果你带着现在的 DNA 出生在 3 万年前，会成为什么样的人？

新球员在踢球时，大脑会比老将踢球时更活跃吗？

　　想象一下，我们送上火星的不是一辆重约 180 千克的漫游车，而是一颗只有针尖那么大的小球。到达火星之后，这颗小球充分吸收着周围的能源，不断把自己一分为二、二分为四，直至形成一支分工明确的"军队"。其中，小球之间紧密贴合，组成了轮子、镜头、温度传感器等功能部件，还建立起完整的内部指挥系统。看到这样一个自我成形、自主运行的系统，你可能会大吃一惊。

　　其实走进任意一间育婴室，你都可以看到这种奇妙系统的运作。起初，这些哇哇大哭的婴儿只是一颗微小的受精卵；而现在，他们经细胞的分裂壮大，逐渐形成名为人类的庞大身躯，上面还载有光子探测器、多关节附件、压力传感器、血泵以及驱动新陈代谢的能量设备。

　　人体的奇妙远不止如此。我们体内的设备并非完全按照预先设定好的程序运行，而是通过与世界的即时互动来进行动态的自我重塑。随着人体的不断生长，大脑也在不间断地改变回路。它始终拥抱挑战，权衡机会，以适应社会环境。

　　人类已经遍布地球的每一个角落，这是因为在地球上的所有物种中，人类最能体现出大自然的奥秘：**大脑无须预先设定全部程序，只需装备基础模块，**

就可以开始探索世界了。 哭闹的婴儿最终会停止哭泣，东瞧瞧西看看，被周围的一切吸引。他将慢慢适应环境，从母语到更广泛的文化，甚至国际政治，他都有所了解。他会继承养育者的信仰和偏见，同时，他经历的每段美好回忆、学习的每堂课、汲取的每段信息也将不断重塑大脑回路，给他带来未曾预设的新奇体验，所有这些都体现出内部系统对外部世界的映射。

本书将展示我们的大脑如何不断重新配置神经回路，以及这对我们的现在与未来有什么意义。顺着这个思路，我们会发现，人类的故事受到许多问题的启发：为什么仅在 20 世纪 80 年代人们看书时会觉得页面泛红？为什么世界上最好的弓箭手没有手臂？为什么我们晚上会做梦，这和地球的自转有关系吗？药物戒断和失恋有什么共同之处？为什么记忆的敌人不是时间，而是其他记忆？盲人如何用舌头"看"世界，聋人又如何用皮肤"听"世界？未来我们能够通过研究某人的脑细胞微观结构，来了解其日常生活的细节吗？

摘除一半大脑的马修

一天，瓦莱丽·辛普森正准备上班，发现她 3 岁的儿子马修突然倒在地板上，失去意识，嘴唇发紫。[1]

瓦莱丽惊慌失措，赶忙给丈夫吉姆打电话。"你给我打电话有什么用？"丈夫大吼道，"快叫救护车！"

那天把儿子送到急诊室之后，夫妻俩经历了漫长的就诊过程。先是儿科医生建议马修去检查一下心脏，然后是心脏科医生为他戴上心电监护仪。监测期间，顽皮的马修总想拔掉那些仪器接头。所有的检查都未见明显异常，也许那天早上的事只是个意外。

他们希望如此。一个月后的一天，马修在吃饭时突然面部抽搐、两眼上翻、右臂僵直地举过头顶，失去意识约 1 分钟。瓦莱丽又一次将儿子送到医院，可依然没得到明确的诊断结果。

第二天，同样的情况再次发生了。神经科医生给马修戴上电极帽，监测他的大脑活动，并发现了癫痫迹象。于是，马修开始服用抗癫痫药物。

在一段时间内，药物起到了一定作用，但好景不长，马修的癫痫发作很快变得难以控制，从间隔 1 小时变成间隔 45 分钟，再到间隔 30 分钟，就像产妇分娩时宫缩间隔不断缩短一样。又过了一段时间，他甚至每 2 分钟就会发作一次。每次发作，瓦莱丽和吉姆就赶紧把儿子送去医院，在那里住上几天到几周不等，直到情况慢慢好转。重复几次后，一旦儿子的"宫缩"间隔缩短到 20 分钟，夫妇俩就马上打电话预约医生，然后上车去医院，路上还能顺便给马修买点吃的。

自此，马修开始了与癫痫共存的生活。3 年来，这家人每年都会去 10 次医院，这让瓦莱丽和吉姆深深体会到了孩子失去健康的痛苦——马修不会死，却无法过上正常的生活。他们曾怨恨命运不公，也曾拒绝接受现实，小家庭原本平静的生活变得一团糟。在一次为期 3 周的住院期间，当地医院的神经科医生不得不承认，马修的问题比他们想象的更棘手，他们无能为力。

于是，这家人从他们住的新墨西哥州阿尔伯克基市，乘空中救护车前往马里兰州巴尔的摩市的约翰斯·霍普金斯医院。在那里的儿科重症监护室，马修被确诊为拉斯姆森脑炎（Rasmussen's encephalitis）——一种罕见的慢性脑炎。这种脑炎不是影响大脑的某个小部分，而是会破坏大脑的整个半球。通过多方咨询，夫妻俩了解到，目前唯一的治疗方法就是大脑半球切除术，即手术摘除整个大脑的一半。后来，瓦莱丽告诉我："我根本不知道医生在那之后还说了些什么。那一刻，我完全崩溃了，所有人都好像在说着我听不懂的外语。"

此后，瓦莱丽和吉姆又苦苦寻找其他治疗途径，却一无所获。过了几个月，当瓦莱丽联系约翰斯·霍普金斯医院预约马修的大脑半球切除术时，医生问她："你真的想好了吗？""是的。"她说。"你每天照镜子的时候，能确信自己做出了正确的选择吗？"医生继续问。瓦莱丽和吉姆陷入了极度焦虑，以致夜夜无法安睡，脑子里翻来覆去都是这些念头：马修能在这场手术中活下来吗？切去一半大脑后，他还能继续活下去吗？即便马修能活下去，为了让他过上正常生活而切除一半大脑，真的值得吗？

其实，瓦莱丽和吉姆已经别无选择，在如此频繁的癫痫发作的阴影下，他们根本就无法过上正常生活。权衡再三，他们决定接受大脑半球切除术，直面手术前后的若干风险，期待手术成功后，马修能过上幸福的生活。

瓦莱丽和吉姆把马修送到了约翰斯·霍普金斯医院。这个小男孩戴上儿童专用面罩，在麻醉药的作用下昏睡过去。医生用手术刀在他的小光头上小心地切开一道口子，并用骨钻在他的颅骨上打了一个洞。

经过数小时的耐心手术，外科医生切除了马修的半个大脑——那是一团脆弱的粉红色物质，承载过马修的智力、情感、语言、幽默感、恐惧与爱。摘除下来的脑组织被储存在一个小容器中，因离开了生物环境而变得毫无用处。马修头颅中那一半空腔则慢慢地被脑脊液填满，在随后的神经影像中显现为一片黑色区域（见图 1-1）。[2]

在恢复室里，马修的父母喝着医院的咖啡，等待儿子睁开眼睛。他们的儿子会变成什么样子？只剩半个大脑，马修还是原来的马修吗？

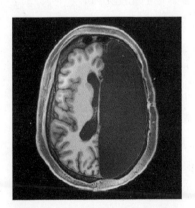

图 1-1　手术切除了马修的半个大脑

人类在地球上发现的所有事物，没有

一样比自己的大脑更为复杂、精密。人的大脑由 860 亿个被称为神经元的细胞构成，这些细胞以电信号的形式迅速传递信息。[3] 在错综复杂的神经密林中，神经元彼此紧密相连，连接总数约有 200 万亿之多。为了便于理解，可以说，1 立方毫米的皮质组织中神经连接的数量是整个地球上人类数量的 20 倍。

大脑之所以神奇，并不在于细胞数量之多，而在于细胞之间相互作用的方式。在教科书、媒体广告和流行文化中，大脑通常被描绘成一个由不同脑区负责特定任务的器官。这个区域为视觉而生；那个区域让人们了解如何使用工具；当人们拒绝糖果时，这个区域会变得活跃；当人们思考道德难题时，那个区域就会被激活。似乎所有脑区都能被分门别类、整齐标注。

实际上，教科书里的大脑模型表现并不充分，因为它忽略了大脑最精妙的特征——大脑是个动态的系统，会根据环境变化和身体机能不断改变自己的神经回路。如果你有一台神奇的摄像机，可以放大颅骨内部鲜活的微观世界，那么你将看到神经元如触手般四处延展，不断感受周围，与其他神经元相互碰撞，试图找到正确的连接，这一过程有时成功，有时失败。就好比在一个国家内，公民会建立友谊、家庭、邻里关系、政党、恩怨情仇和社会网络。因此，我们可以将大脑看作一个包含数万亿相互纠缠的有机体的活跃社区。

比教科书上的图片更奇怪的是，大脑是一种神秘的计算材料，是一种鲜活的三维织物，总是在移动、反应、自我调整，以追求最高运行效率。神经元之间的连接不断建立、断开、重新配置，让复杂的神经回路充满了生命力。

LIVEⅢRED　**与去年此时的你相比，现在的你已经焕然一新，因为你脑中由无数神经元组成的巨大织锦已经织成了新的图案。**

当你知道了心仪餐馆的地址、老板的八卦或是听到收音机里"洗脑"的新歌时，当你经历财富成功、社交"滑铁卢"、情感觉醒时，你的大脑就会发生物理变化。你每一次投篮、与同事发生争执、飞抵新城市、看到老照片或听到心爱之人悦耳的声音，都会引发脑中庞大神经密林的改变，将你变得与前一刻略有不同。这些变化的总和就是我们生活过、爱过的痕迹，也就是记忆。时光流转，无数次的大脑重塑累积起来，成就了人们眼中的你——至少成就了此时此刻的你。昨天的你与今日相比略有不同，明天你又将成为新的自己。

DNA 和环境，共同决定了你是谁

1953 年的一天，弗朗西斯·克里克（Francis Crick）冲进"鹰与小孩"（Eagle & Child）酒吧，激动地向在场的人宣布，他和詹姆斯·沃森（James Watson）刚刚破译了 DNA 的双螺旋结构，解开了生命之谜。这是科学界最值得狂欢的时刻之一。

后来的事实表明，克里克和沃森只解开了一半的生命之谜。至于另一半，既不在 DNA 碱基对序列中，也不在教科书中。现在和以后都是如此。其实它就在你身边，由你来到世界后的点滴体验——质感和味道、爱抚和车祸、语言和爱情，共同汇聚而成。[4]

为了便于理解，可以想象你出生在 3 万年前。远古时期的你和现在的你拥有完全相同的 DNA，但当你呱呱坠地时，看到的是一个与现代社会完全不同的世界。那个你会成为什么样的人？你会喜欢穿着毛皮围着火堆跳舞，同时对着星星惊叹吗？你会站在树梢上警告剑齿虎别靠近吗？当乌云密布的时候，睡在户外的你会担心吗？

无论你想象中是什么样子，都不会是正确答案。这是个棘手的问题。因为 3 万年前的那个穴居人不是你，甚至连相像都谈不上。他与你有着相同的DNA，所以可能在外观上与你相似；但他无法做到像你一样思考，也无法像你一样去规划、去想象、去热爱或去模拟过去与未来。

为什么呢？因为那个穴居人的经历和你的不同。DNA 固然是你生命的一部分，却只是一小部分，而其他的部分都与经历和环境相关，是它们不停地将大量的脑细胞以及神经连接编织起来，塑造着大脑的微观世界。你就像一个经验的容器，装满了不同空间、不同时间的经验片段。通过感觉器官，你持续吸收着所处环境中的文化知识和科学技术。

LIVEWIRED　**你是什么样的人，不仅取决于体内的DNA，更取决于周围的环境。**

如果说上面故事的主角不是你，而是一只科莫多巨蜥（Komodo dragon），那么想要通过行为来区分 3 万年前的它和现在的它，就难多了。

为什么人类和科莫多巨蜥会有这么大差别呢？科莫多巨蜥的大脑决定了它们面对同一问题的反应基本相同。它们的技能，如觅食、交配、游泳等，大都与生俱来，这也让它们在生态系统中占据了一个稳定的位置。但它们的适应性相比人类来说就弱很多：如果把它们从印尼东南部的老家空运到大雪纷飞的加拿大，它们很快就会因无法适应环境而灭亡。

相比之下，人类却能适应不同的生态环境，在全球各地繁衍生息，甚至在未来，我们还有可能离开地球，寻找新居所。人类究竟有什么特别之处？毕竟，我们并不比其他物种更顽强或更身强体健。实际上，我们在这些方面是逊色于绝大部分物种的。此外，我们刚出生时大脑并没有发育完全，所以需要照顾的婴儿期比其他物种更长，在此期间我们也更脆弱。但是，这种等待是值得的，因为在此期间大脑会积极融入环境以塑造自我，我们会如饥似渴地吸收当地的语言、文化、时尚、政治、宗教和道德。

人类带着尚未发育完全的大脑来到世界，已被证明是一个成功的策略。目前，我们已在陆地各处定居、征服了茫茫大海甚至登上了月球，这些成就早已超越了地球上的其他任何物种。我们将自己的寿命延长到了原来的 3 倍，谱写出恢宏的交响乐，建造起摩天大楼，不断深入探究自己大脑的细节……这些都不是由体内的基因编码决定的。或者可以说，它们至少没有被直接编码。

LIVEWIRED | **人类的遗传学遵循一个基本原则：不制造僵化的硬件，而是建立一个可以适应周围环境的灵活系统。**

我们的 DNA 不是构建有机体的模板，而是一个动态的系统，通过不断重写程序来反映周围世界，同时优化自身功效。

小学生看地球仪时，会认为国家的边界是固定不变的；而专业的历史学家则明白，国家的边界可能只是偶然处在目前的状态，情况本可能完全不同。一位储君在褓褓中夭折，某国幸免于一场玉米病害，某艘战舰的沉没导致战局突然逆转，这些看似微小的变化都可能导致世界地图呈现出另外的模样。大脑的情况也是如此。在传统教科书的插图里，神经元就像罐子里的软糖豆，一个贴着一个，拥挤而和谐。别被这些可爱的图画蒙骗了，实际上，神经元之间总是剑拔弩张，随时在为生存而战。

神经元会像国家一样划分国界，并长期保卫着自己的那部分。在系统的各个层面，神经元都在为领地和生存而战，每个神经元、神经元之间的每个连接都在争夺资源。边境战争贯穿着大脑的一生，神经元"地图"将被不断重绘，好让大脑结构总能准确反映这个人的经历和目标。如果一名会计转行做了钢琴家，那她手指对应的神经区域将会扩大；如果她成了显微镜学家，那她的视皮质就会发展出更高的分辨率，便于她在显微镜下寻找蛛丝马迹；如果她成为一名调香师，那她大脑中负责嗅觉的区域就会扩大。只有从旁观者的角度看，大脑才会给人一种经过预设、分区固定的错觉。

大脑会根据事物的重要程度分配资源，并通过所有组成部分之间的殊死搏斗来实现这一点。这一基本原理将为我们解释以下几个问题：为什么有时你觉得手机在口袋里震动，却发现它在桌子上？为什么在奥地利出生的演员施瓦辛格说美式英语时带有浓重的奥地利口音，而在乌克兰出生的女演员米拉·库妮丝（Mila Kunis）说美式英语时却没有其他口音？为什么患有自闭学者综合征（autistic savant syndrome）的孩子能在 49 秒内复原魔方，却不能与同龄人正常交流？人类能否利用技术建立新的感官，从而直接感知红外线、全球气候或股票市场的变化？

大脑的极佳策略：缺什么，就当场创造什么

1945 年底，日本发现自己陷入了困境。经过日俄战争和两次世界大战，日本花了 40 年时间，拼命向军事领域投入智力资源，为了战争把全国最好的人才集中起来。战争结束后，世界发生了巨变，日本也必须随之改变。

想要改变，政府就面临着一个难题：那么多军事工程师现在该去哪儿？这些工程师从 20 世纪初就接受培训，专门制造威力更大的武器，可到了如今，他们掌握的技能已经与时代格格不入。

当时的情况的确很棘手，但仅仅过了几年，日本的社会和经济面貌就有了明显的改变。政府重新安置了这些工程师，让他们转而建设高速动车，也就是知名的新干线。[5] 曾设计气动海军飞机的工程师专注于设计精巧的流线型轨道列车；而之前设计三菱零式战斗机的工程师忙着设计车轮、车轴和铁轨，以确保高速动车安全运行。

日本政府还将武器熔铸成农业用具，改装机器来满足当下需求……这些举措都是在重新分配资源，让日本更好地适应战后的新环境。日本的做法和大脑

如出一辙。

大脑会持续不断地自我调整，好让自己能有效应对新机遇、新挑战，也让现有的资源尽量适应环境需求；如果缺少所需的东西，它就会创造出来。

为什么这是大脑极佳的策略？现在，人类的制造技术已经十分发达，我们可以根据需求用软件设计出固定的硬件设备，精准满足任务所需；而大脑的策略完全不同，它会打破按部就班的限制，在运行程序时持续优化系统本身。二者相比，大脑这一策略的优势在哪里？

第一个优势是速度。[6] 你能在笔记本电脑上飞快打字，是因为不必考虑手指的位置、打字的目标和结果。一切好像都在神奇地自动进行，因为打字已经成为你脑回路的一部分。通过重塑神经回路，大脑将自动化类似的任务，帮助人们快速做出决策、采取行动。人类的进化之路长达数百万年，我们的基因无法预料到书写语言甚至是键盘的出现，大脑却能毫不费力地使用这些新鲜事物。[①]

举个例子，当被要求完成一些未经训练的任务，比如在一架从没学过的乐器上演奏正确的音符时，你需要有意识地思考怎样做，这相对来说耗时较长。所以说，业余人士和专家的速度还是有一定差异的。业余足球运动员脚下的球可能总被对手抢断，而经验丰富的球员能读懂对手的心思，行云流水般带球过人，精准地将球射入球门。无意识的快速决策比有意识的理性决策用时更短，就像犁耕地的速度比剑耕地的速度快一样。

第二个优势是资源的使用效率。对刚开始学踢足球的新手来说，搞清楚场上的各种配合可能就够他头疼的了，足球老将却可以轻松玩转球场，通过多种

---

① 关于此处内容的更多相关探讨，可查阅伊格曼的经典著作《1立方厘米银河系的我》，该书中文简体字版已由湛庐引进、浙江科学技术出版社出版。——编者注

方式得分。猜猜这两者,谁的大脑更活跃?你可能会觉得,老将需要了解比赛机制,判断赢球的可能性,快速做出决策,同时还要完成各种复杂动作,因此他的大脑会更活跃些。但很遗憾,你猜错了,因为老将的大脑中已经形成了针对踢球的神经回路,他在踢球时,几乎不用思考就能行动。从某种意义上说,老将已与比赛融为一体。相比之下,新手的大脑在踢球时简直是全速运转,因为他会不停地纠结动作的对错或是怎样更好地应对场上情况。

老将把踢球这件事深深刻在神经回路中,因此他在球场上就显得游刃有余。他的大脑优化了内部的神经回路,以适应外部世界的需要。

大脑是一个动态的、适应性极强的信息检索系统

一个系统可以被外部事件改变,并保持其新的形态。受此启发,美国心理学家威廉·詹姆斯(William James)创造了"可塑性"一词。塑料是一种可以被塑形的物质,并且能维持改变后的形状。这就是塑料一词的由来。人们可以用塑料制作碗、玩具和手机,在形态固定后,它不会恢复原来的形状。大脑也是如此:被经历改变之后,它也会将改变保留下来。

大脑可塑性(brain plasticity)也叫神经可塑性,是神经科学的术语。但在本书中,我将尽量少用这个术语,因为它有时可能会产生歧义。无论是有意还是无心,"可塑性"听上去总有点"将某样东西一次性塑形,然后永远保持这种状态"的意思,比如塑料玩具一旦定型,就不会再改变了。但这并非大脑的运作方式——在人的一生中,它将不断自我改造。

想象一座发展中的城市,注意它发展、优化和应对周围世界的方式。观察这座城市在哪里建卡车停靠站,如何制定移民政策,如何完善教育和法律体系。一座城市不会在规划者设计好后就像塑料制品一样固定下来,而是始终在

发展变化。和城市一样，大脑也在持续变化。

LIVEWIRED　**我们一生都在朝着某个目标努力，尽管目标本身也在不停地改变。**

当你偶然找到多年前自己的日记时，你会发现本子上那些思想、观点和眼界都属于从前的你，而"那个人"和现在的你有些不同，甚至让你觉得陌生。尽管姓名未变，生命早期的经历也未变，但写下日记之后的点滴变化都使你不再是当初的自己。

"可塑性"一词也可以引申为这种"持续的变化"，为了与现有文献同步，我仍会偶尔用到这个词。[7]但我们不应再抱有"大脑一次成型"的观点了。我们的目标是了解大脑的运作方式，为了更好地描述这一点，我创造了一个术语——"动态重连"（livewired）。我们在后文也将看到，大脑不能被粗暴地分为硬件（hardware）和软件（software）；实际上，它是一个动态的、有很强适应性的信息检索系统，更像是一个"活件"（liveware）①。后文中，我们将围绕这个概念详细展开。

为了欣赏这种有自我配置能力的神奇器官，让我们回到马修的故事。在整个大脑半球被切除后，马修大小便失禁了，不能走路，也不能说话。他父母最担心的事发生了。然而，通过系统的物理治疗和语言康复训练，马修逐渐重新掌握了语言。他的学习经历与婴儿时期相同：从说出一个单词到两个单词，再到慢慢说出一些短语。3个月后，他的发育恢复到了正常水平。

许多年之后的今天，马修仍不能很好地使用右手，走路也有点儿跛。[8]除

---

① 这是相对于硬件和软件而言的。"活件"一词出现于1966年，起初是用来描述计算机使用者、使计算机系统运行起来的人的俚语，后引申为"动态的、智能的连接"等义。——译者注

此之外他的生活与他人无异，几乎看不出他动过那样惊心动魄的手术。马修的长时记忆很好，他在大学读了 3 个学期，因为右手记笔记有困难，就肄业去了一家饭店工作。在那里，他接听电话、上菜、服务顾客，做着各种力所能及的工作，见过他的人都想不到他失去了半个大脑。正如瓦莱丽所说："如果别人不知道马修做过大脑半球切除术，那他们永远都不会知道了。"

这么严重的神经缺失怎么会没人注意到呢？因为马修缺失的大脑功能被其余部分的动态重连代偿了。他的神经系统蓝图通过自我调整，在有限的空间里用一半的系统支撑了他全部的生命活动。你不能指望切下智能手机一半的电子零件后还能用它打电话，因为硬件是不可逆的。而作为活件，大脑却能不断自我调整，继续工作。

1596 年，佛兰德斯的制图师亚伯拉罕·奥特柳斯（Abraham Ortelius）在研究世界地图时惊讶地发现，美洲和非洲看起来像是两块可以拼在一起的拼图，但奥特柳斯并不清楚是什么把它们分开了。1912 年，德国地球物理学家阿尔弗雷德·魏格纳（Alfred Wegener）提出了大陆漂移学说：尽管此前人们一直认为大陆是固定不变的，但它们也许像巨大的睡莲叶一样一直在漂移。这种漂移很缓慢，和你指甲的生长速度差不多，但放大到地球百万年的历史就能看出，大陆板块是一个动态流动系统的一部分，它不断地根据热量和压力的规则重新分配。

和地球一样，大脑也是一个动态流动的系统，但它的规则又是怎样的呢？关于大脑可塑性的科学论文成千上万。但即使到了今天，当我们凝视这团奇妙的粉色物质时，仍没有一个总体框架来解释它为何以及如何实现自我塑造。本书试图为读者搭建起一个框架，让我们能更好地了解自己是谁，从何而来，并将去往何处。

当我们开始考虑动态重连时，再看如今主流的硬接线机器，就会觉得它们似乎无法满足我们未来的需求。毕竟，传统工程体系中的所有重要部件都是精心设计好的，一旦开始生产就无法更改。如果一家汽车公司想改造某款汽车的底盘，必须花几个月的时间重新生产与之匹配的发动机。不妨大胆想象一下，如果汽车构造可以随意更改，而发动机只需要通过自我重塑就可以匹配新的构造，那将会是什么样？

LIVEWIRED　**一旦理解动态重连的原理，我们就能脱离大自然的束缚，制造出自我重塑的新机器——通过优化输入和从经验中学习动态地确定自己的神经回路系统。**

生命的精彩不在于我们是谁，而在于我们成为谁的过程。同样，大脑的魔力不在于它是由什么组成的，而在于这些元素——神经元是如何通过持续不断的自我重塑，形成一个动态的、带电信号的、鲜活的结构的。

尽管你刚刚翻开本书不久，但书页上的字符已经跃入你浩瀚的神经连接之海，在其中掀起数百万微小的涟漪，进而让你与刚打开本书时的自己有所不同了。

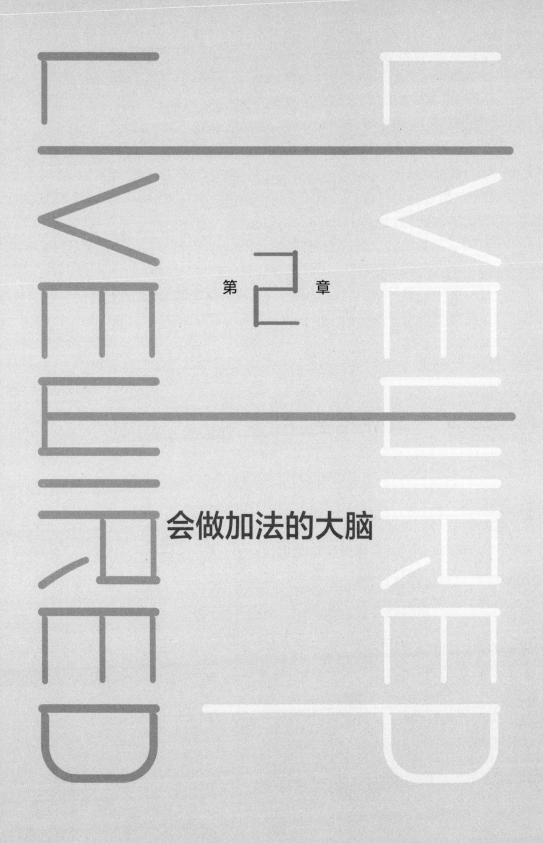

第 2 章

会做加法的大脑

为什么说 DNA 并没有为我们的生命绘制出完整的蓝图，只是拉开了序幕？

2 万个基因是如何构建出拥有 860 亿个神经元的大脑的？

如果一个人在黑暗的牢房里孤独地长大，会发生什么？

一半靠基因，一半看环境

大脑来到这个世界时并不是白纸一张，而是带着一些设定好的期望。以小鸡的出生为例：经过一段时间的孵化，小鸡破壳而出，还站不稳就开始笨拙地到处乱跑、躲闪。在自然环境中，小鸡可没有几个月或者几年的时间慢慢学走路。

人类婴儿也是带着大量预先编程来到这个世界上的。比如，我们会提前做好学习语言的准备。婴儿有时会模仿成人吐舌头，这在大脑中其实是个复杂的过程，需要把视觉信息转化为运动动作，但我们的视神经不需要学习如何找到大脑深处的目标，只需要跟随分子信号就能准确到达目的地。[1] 我们之所以有这些硬连接，都要归功于基因。

但基因的硬连接并不能完成全部活动，尤其是对人类来说。人体的组织结构太过复杂，基因的数量却很少。即便对同一基因进行不同的片段化和切割处理，神经元及其相互连接的数量也远远超过了基因可编码组合的数量。

我们知道，决定大脑连接的因素不只有遗传。两个世纪以前，思想家就已

经开始理性推测：人生的经历对大脑有重要作用。1815 年，奥地利生理学家
约翰·施普茨海姆（Johann Spurzheim）提出，人的大脑像肌肉一样，可以通
过锻炼得到强化。他的观点是，血液携带着生长所需的营养，而且"更多地被
输送到神经兴奋的部位"。[2] 1874 年，查尔斯·达尔文（Charles Darwin）想知
道这一基本观点是否可以解释野兔的大脑比家兔的大的原因。他认为，比起家
兔，野兔被迫更加机灵，必须眼观六路、耳听八方才能生存，所以它们的大脑
更发达。[3]

　　20 世纪 60 年代，学者开始研究大脑是否会受经验的直接影响，发生量化
的改变。要验证这个猜想，最简单的方法就是在不同环境中饲养小鼠。为实验
组小鼠提供一个资源相对充足、带有玩具和转轮的环境，而为对照组小鼠提供
资源相对匮乏、只有空笼子的环境。[4] 实验结果令人震惊，环境改变了小鼠的
大脑结构，而且这种改变与动物的学习和记忆能力有关。饲养在资源充足环境
里的小鼠在任务中表现得更好，解剖结果显示它们拥有长而丰富的树突（从神
经元中长出的树枝状的分支）。[5] 而饲养在空笼子里的小鼠学习能力较差，并
伴有神经元的异常萎缩（见图 2-1）。相似的环境影响也存在于鸟类、猴子和
其他哺乳动物身上。[6] 所以对大脑来说，环境至关重要。

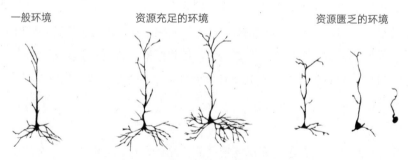

一般环境　　　　　资源充足的环境　　　　　　资源匮乏的环境

图 2-1　三种环境中的神经元生长情况

　　神经元通常像枝繁叶茂的大树一样生长，与其他神经元相互连接。在资源充足的
　　环境中，这些"枝叶"会长得更加茂盛，而在资源匮乏的环境中，这些"枝叶"会渐渐
　　枯萎。

同样的事情会发生在人类身上吗？ 20 世纪 90 年代初，美国加利福尼亚州的研究者就曾通过尸体解剖，对高中毕业生的大脑和大学毕业生的大脑进行比较。与动物研究类似，研究者发现在受过大学教育的人的大脑中，与语言理解有关的一个区域有着更丰富的树突。[7]

所以，一个个体的大脑精细结构，可以反映出它所处的生存环境。并且我们很快就会了解到，现实经验可以影响大脑从分子层面到整个解剖结构每一个可测量的细节。

什么成就了爱因斯坦

是什么造就了爱因斯坦？当然和基因有关，但他能出现在我们的历史教科书上，是因为他所经历的一切：自幼学习小提琴、得到了高中物理老师的鼓励、被喜欢的女孩拒绝、在专利局工作、爱解决数学难题、爱读故事书以及无数其他的经历──这些塑造了他的神经系统，让他成了我们熟知的"阿尔伯特·爱因斯坦"这个生物机器。每年都会有成千上万潜力和他相仿的孩子来到这个世界上，但由于文化、经济条件和原生家庭等因素的影响而无法得到足够的正反馈。因此，他们成不了爱因斯坦。

如果 DNA 是成才唯一重要的因素，那国家也就没必要建立相关的社会项目，来给予孩子们良好的生活经历，并保护他们免受糟糕环境的影响了。大脑的健康发展离不开适宜的环境。当人类基因组计划（Human Genome Project）① 的第一份草图在千禧年之交完成时，最大的意外发现之一是人类只有大约 2 万个基因。[8] 这一数字大大出乎生物学家的意料：考虑到大脑和机体的复杂性，学界一直认为人体需要数十万个基因。

---

① 一项规模宏大、跨国跨学科的科学探索工程，于 1990 年正式启动，旨在测定组成人类染色体的核苷酸序列，绘制人类基因组图谱，最终破译人类遗传信息。──译者注

范围这么小的基因图谱，如何能构建出如此庞大复杂、拥有 860 亿个神经元的大脑呢？答案就藏在基因系统实施的一个聪明的策略中：不完全构建大脑，让现实经验完善它。

LIVEWIRED **对刚出生的婴儿来说，大脑显然是个半成品，与世界互动是完善它的必要条件。**

举个例子，睡眠周期，也称昼夜节律，我们体内的这种生物钟，以大约 24 小时为一个周期。然而，倘若你在一个阴暗的、没有任何光线变化的洞里待上几天，你的昼夜节律就会在 21 ～ 27 小时游移。这证明大脑的解决方案十分简单：大脑先设置一个不精准的时钟，之后再把它校准到和太阳周期一样。有了这个简单的策略，大脑就不需要从基因层面去编码一个完美的发条钟了，因为整个世界都会为你所用。

大脑的灵活性让生活中的事件得以直接自动整合到神经结构中。这也是大自然的奇妙之处：大脑学习语言、骑自行车和研究量子物理，都来自一小部分基因的种子。

LIVEWIRED **DNA 没有为我们的生命绘制出完整的蓝图，它只是为生命拉开序幕的第一张多米诺骨牌。**

从这个角度来看，我们就很容易理解一些常见的视觉问题，比如无法用双眼正确识别深度，这是由从双眼传递到视皮质的活动模式失衡导致的。例如，先天患有内斜视或外斜视的孩子，其双眼活动就会不协调，与正常的双眼协调一致不同。如果这个问题得不到解决，孩子就无法发展出正常的立体视觉——一种根据两只眼睛看到的微小差异来判断深度的能力。之后，一只眼睛的视力会逐渐变弱，甚至失明。我们稍后会解释为何如此以及对此我们能做些什么。重点是，正常视觉回路的发展基于正常的视觉输入，这取决于现实生活经验。

因此，基因指令在皮质连接的精细组装中只起很小的作用。当 2 万个基因面对 200 万亿个神经元之间的连接时，根本无法预先设定细节，即便设定了也不可能起作用。这恰恰说明，神经网络需要与外界互动才能正常发育。[9]

大自然的豪赌：短暂开放的窗口期

1812 年 9 月 29 日，一个婴儿降生了，他是德国巴登（Baden）公爵爵位的继承人。不幸的是，这个孩子刚出生 17 天就夭折了，故事到这里好像就结束了。

16 年后，一个名叫卡斯帕·豪泽（Kaspar Hauser）的年轻人出现在德国纽伦堡，他随身带着一张纸条，上面说他小时候被遗弃了，他只知道几句话，其中包括一句"我想成为一名骑士，像我的父亲那样"。豪泽受到了广泛关注，许多人开始怀疑他是巴登公爵的继承人，刚出生就被那些等着继承爵位的人用一个死婴代替，这是多么邪恶的阴谋！

因为涉及王室阴谋，这个故事变得越来越引人关注，豪泽也成为"野孩子"的典型。据豪泽描述，他在一间黑暗的牢房里孤独地度过了整个少年时期。这个牢房 1 米宽、2 米长、1.5 米高，里面只有一张稻草床和一匹小木马。每天早上醒来，豪泽就能看到一些面包和水，其他什么也没有。他没见过有谁进出。有时候水的味道会有些不同，他喝了之后就会昏睡过去。等到再醒来时，他的头发和指甲都被修剪整齐了。直到被释放前，他才和另一个人有了直接接触，这个人教他写字，但总是蒙着面。

豪泽的故事引起了国际社会的关注。长大后，他用丰富生动的文笔描述自己的童年，这些故事在戏剧、图书和音乐中流传至今，这可能是历史上最著名的野孩子故事。

豪泽的声明基本可以确定是假的。除了广泛的历史分析可以证实这一点，还有一个神经生物学的原因：一个在没有人类互动的环境中长大的孩子，不可能像豪泽那样会走路、说话、写作、演讲和茁壮成长。在大众媒体对豪泽报道了一个世纪之后，德国精神病学家卡尔·莱昂哈德（Karl Leonhard）提出了一个很好的观点：

> 如果豪泽从小就生活在他所描述的环境里，他最多是个低能儿，甚至活不了多久。他的故事太荒谬了，居然还有那么多人曾经相信，甚至到今天还有很多人相信。[10]

毕竟，即使某些基因会预先设定，大脑能否正常发育也取决于个体在社交、对话、玩乐、接触环境以及其余的日常事件中积累的经验。在与世界的互动中，大脑这个巨大的机器因为一系列的小事得以重塑。就这样，大脑和身体被从微小的受精卵中解放出来，发展出更多功能。

这种策略实际上是一场有风险的赌博，因为大脑的塑造工作在一定程度上是由现实经验决定的，而非大脑的硬连接。如果一个孩子真的出生于豪泽所说的环境中，并在婴儿期完全被父母忽视，那会是怎样的情形呢？

不幸的是，现实中确有其事。2005 年 7 月的美国佛罗里达州普兰特市，警察在一栋破旧房屋前巡查。邻居的话引起了警察的注意，他说曾经几次看见有个小女孩出现在这栋房子的窗边，但从没见她出来过，也没有见过任何大人。

警察敲了半天门，终于出来一名妇女。警察告诉她，他们获准在房子里搜寻她的女儿。他们穿过大厅，搜查了几个房间，最后找到一间小卧室。他们打开门，看到一个小女孩，其中一名警察忍不住呕吐了起来。

丹妮尔是个身材矮小的 7 岁女孩（见图 2-2）。她整个童年都被锁在阴暗的壁橱里，身上满是粪便和蟑螂。除了基本的食物，她从未得到任何身体上的关爱，也从来没有与人进行过正常的交谈，而且很可能一次也没出过门，她完全不会说话。当丹妮尔见到警察以及后来的社会福利工作者、心理学家时，对他们完全视而不见。她没有一点儿有认知的迹象，也没有正常人际交往的能力。她不能咀嚼固体食物，不知道如何使用厕所，不会点头或摇头，被救出一年后还是不会使用吸管杯。经过多次检查，医生证实她没有脑瘫、孤独症或唐氏综合征等遗传疾病。她的大脑发育正常，但是因严重的社会剥夺而与世界脱轨。

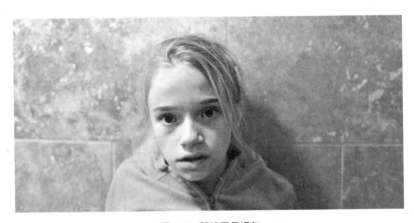

图 2-2　野孩子丹妮尔

　　丹妮尔是 2005 年在佛罗里达州被发现的野孩子。尽管这张照片展示了一个孩子美丽的脸庞，她却缺少正常人类互动应有的行为和表情，因为她错过了从环境中输入信息的关键时期。

不管医生怎么尝试、社工怎么努力，丹妮尔的预后①依然很差。她最好的结局可能是住在疗养院里，不用再穿着尿布生活。[11] 她就像是现实版的豪泽，

---

① 医学上根据病情发展过程和后果，预测其发展变化和最终结果。预后取决于患者的年龄、营养状况、疾病类型、病情轻重及免疫功能等。——编者注

由于其真实存在而更加令人心碎。丹妮尔的结局令人悲伤，因为人类的大脑不是一出生就设定好的，需要适当的信息输入才能正常发展。

LIVE⦿IRED **大脑吸收外界经验、解锁部分功能的窗口期非常短，一旦错过了，就很难或不可能重新打开了。**

丹妮尔的不幸遭遇与 20 世纪 70 年代初的一系列动物实验有相似之处。哈里·哈洛（Harry Harlow）是美国威斯康星大学的一位科学家，他曾利用猴子来研究母亲与孩子之间的关系。哈洛科研经验丰富，但妻子 1971 年死于癌症后，他陷入了巨大的悲伤之中。哈洛虽然还在继续工作，但他的朋友和同事都感觉他好像变了一个人。后来，他把自己的研究转向了抑郁。

哈洛利用猴子作为人类的抑郁模型，开展了一项关于隔离的研究。他把一只小猴子放进一个没有窗户的钢铁笼子里，一面双向镜可以让哈洛往里看，但猴子不能往外看。哈洛用一只猴子实验了 30 天，然后把另一只猴子隔离了 6 个月，其他猴子则被隔离了整整 1 年。

因为小猴子出生不久就被关到笼子里，没有机会与外界建立正常联系，它们的精神都严重失常了。那些被隔离时间最长的猴子，状态和丹妮尔很像：它们不能与其他猴子正常互动，也不参与娱乐、合作或竞争；它们几乎一动不动，有两只甚至不再进食。

哈洛还注意到，这些猴子无法正常地交配。即便如此，他还是想办法让其中一些雌猴受孕了，并观察这些猴子在生育后如何对待自己的幼崽。结果是灾难性的，这些猴子完全没有能力抚养后代，最好的完全忽视自己的幼崽，更糟糕的甚至会伤害自己的孩子。[12]

哈洛的猴子研究、丹妮尔的遭遇都为我们带来一个启示：大自然解锁大脑的策略依赖于适当的现实经验，如果这部分经验缺失或不足，大脑就会变得畸形、病态。

LIVEWIRED　**就像一棵树需要肥沃的土壤才能生长，大脑也需要社会经验和感官互动的滋养。**

有了这些背景知识，我们现在知道，大脑是利用环境来塑造自己的。但它被藏在黑洞洞的颅骨里，到底是如何吸收现实经验的呢？如果一个人失去臂膀或者失聪会发生什么呢？盲人的听力真的更好吗？这些和我们为什么做梦有关系吗？

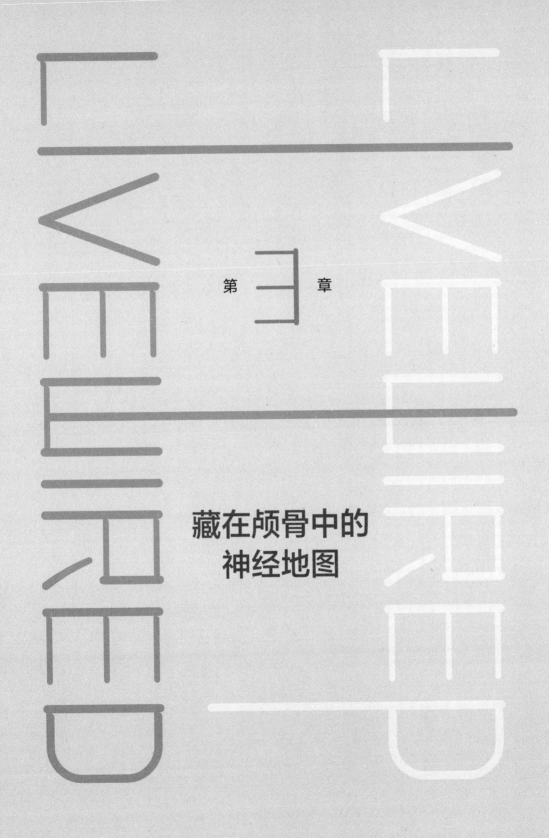

第 3 章

藏在颅骨中的
神经地图

为什么失去右臂的军官会感觉到右手的动作和痛感？

相比视力正常的士兵，为什么色盲士兵能更好地侦察出敌军的伪装？

先天失明的人在梦境中有视觉影像或其他感官体验吗？

银泉猴实验

1951 年，美国神经外科医生怀尔德·彭菲尔德在对一名男性患者实施脑部手术时，将一根纤细电极的尖端插入了这位患者的大脑。[1]沿着人们平时佩戴耳机部位下方的脑组织，彭菲尔德发现了一些令人惊奇的现象。如果他给大脑特定的地方一次小电击，患者就会觉得自己的手被触摸了；如果刺激附近的另一个点，患者就会感觉自己的躯干被触摸了；再换一个点，患者则感到膝盖被触摸了。通过对不同大脑区域的依次刺激，他发现，患者身体上的每一个位置都在大脑中有对应的区域。

之后，彭菲尔德展开了更加深入的研究。他发现，身体的相邻部位对应着大脑的相邻区域。对应手的脑区与对应前臂的脑区相邻，而与后者相邻的是对应肘部的脑区，再旁边是对应上臂的脑区。以此类推，大脑的这条带状区域可以映射出一张详细的神经地图。只要沿着躯体感觉皮质，慢慢地从一个点移动到另一个点，就可以找到身体每一处的对应位置。[2]

这不是彭菲尔德发现的唯一一张地图。沿着运动皮质——躯体感觉皮质前方的带状区域，他发现了同样的结果：对运动皮质的某点施加微电流刺激，会导致身体特定部位的肌肉抽搐。这种对应关系也是有序排列的。

他将身体的神经地图命名为"小矮人"（little man）或"侏儒"（homunculus）（见图 3-1）。

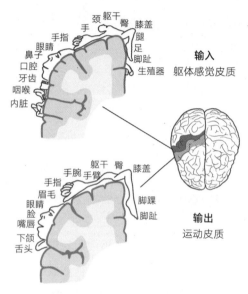

图 3-1　"小矮人"地图

在信息输入大脑（躯体感觉皮质，上方）和大脑输出信息（运动皮质，下方）的脑区显现出对应的神经地图。那些感觉更细致或者动作更精细的身体部位，对应着更大的神经区域。

这些地图存在于大脑之中，是很出乎意料的。毕竟，大脑被关在黑暗的颅骨中。这个重约 1.36 千克[①]的组织不知道你的身体形态，毕竟它没法直接"看"到你的身体；它只能接触到一个个神经冲动，这些冲动通过叫作"神经"的茂密传导束飞速传导。既然大脑处于颅骨"牢房"中，本应该对肢体的连接位置或相邻关系一无所知，它又为何能在一片黑暗中描绘出身体的神

①原文中为 3 磅，大脑也常被称为"3 磅宇宙"。——译者注

经地图呢？不细想的话，你可能会有一个比较直接的答案：神经地图肯定是基因预先编程好的。不错的猜想！可惜猜错了。相反，正确答案要高明许多。

几十年后，解开神经地图之谜的线索不期而至。爱德华·陶布（Edward Taub）是美国马里兰州银泉市行为研究所的一位科学家，他想了解脑损伤患者是如何恢复运动功能的。为此，他找来了 17 只猴子，用以研究断裂的神经是否可以再生。在每一次实验中，他都小心地切断大脑—手臂或大脑—腿部之间的神经束。就像预期的那样，这些可怜的猴子失去了被切断肢体的所有知觉。之后，陶布又开始研究让猴子恢复知觉的办法。

1981 年，一位名叫亚历克斯·帕切科（Alex Pacheco）的年轻志愿者开始在陶布的实验室里工作。他自称对实验感兴趣，但他其实是新成立的善待动物组织（PETA）安插在实验室的"间谍"。到了晚上，帕切科会偷拍那些实验猴子的照片，其中有些故意夸大了猴子的痛苦。[3] 无论如何，他的目的达到了。1981 年 9 月，蒙哥马利县警方突袭并关闭了实验室，陶布博士被指控 6 项未能提供适当兽医护理的罪名。尽管所有指控都在上诉中被推翻了，但这件事还是推动了 1985 年《动物福利法》（Animal Welfare Act）的出台，在该法中，美国国会为研究环境中的动物护理制定了新规则。

这件事被看作动物保护历程中的一个分水岭，但这个事件的重要性并不仅仅在于美国国会对此的反应。我们关注的重点是，那 17 只猴子后来怎么样了。指控被提出后，善待动物组织成员立刻潜入实验室把猴子带走并藏匿起来，还因此被指控偷窃法庭证据。陶布的实验室成员十分愤怒，要求该组织归还猴子。这场法律之争愈演愈烈，争夺猴子所有权的斗争甚至闹到了美国最高法院。最终，最高法院驳回了善待动物组织留下这些猴子的诉求，而将猴子的监护权授予第三方——美国国家卫生研究院（National Institutes of Health）。当人类在遥远的法庭上吵得不可开交时，那些残疾的猴子却提前退休，一起吃喝玩乐了 10 年。

就在这件事快要尘埃落定时，其中一只猴子得了绝症。法庭同意对这只猴子实施安乐死，而这也成了该事件的转折点。一个神经科学研究小组向法官提出建议：如果在猴子被安乐死之前，研究者能对它在麻醉状态下进行脑图谱（brain-mapping）研究，那么这只猴子被切断神经之苦就不会白费了。经过一番辩论，法院同意了。

1990 年 1 月 14 日，研究小组将记录电极放入猴脑的躯体感觉皮质，正如彭菲尔德对他的患者曾做的那样。研究者触摸猴子的手、胳膊、脸等部位，同时记录猴子大脑中的神经活动。通过这种方式，他们绘制出了猴脑的神经地图。

这一发现在神经科学界引起了轰动。多年过去，猴子的神经地图已经发生了变化。当研究者轻轻触摸猴子被切断神经的手时，从前与手相对应的大脑皮质没有任何反应。但令人惊讶的是，那块皮质现在会因为被触摸到脸部而活跃起来，[4] 这说明猴脑中的神经地图已经重绘。"小矮人"看起来还是只猴子，只是没有了右臂。

这一发现排除了大脑的神经地图是由基因预先编程的可能性。相反，大脑正在做更有趣的事情：神经地图是由身体的主动输入动态决定的。当身体发生变化时，"小矮人"也会跟着变。

同年晚些时候，研究者在其他银泉猴身上进行了相同的脑图谱实验。每一次实验结果都表明，猴脑的躯体感觉皮质发生了显著的重塑：那些曾对应被切断肢体的皮质已被相邻的皮质占领——"小矮人"已改变形态，适应了猴子的新身体。[5]

大脑发生这种重塑时会是什么感觉？遗憾的是，猴子无法告诉我们答案。但是人可以。

切掉的手臂为什么还会有痛感

英国海军指挥官霍雷肖·纳尔逊（Horatio Nelson）爵士是一位英雄，他的雕像矗立在英国伦敦特拉法加广场上。[6] 凭借着超凡的领导力、战术能力和伟大策略，他在美洲、尼罗河、哥本哈根等海战中带领英国海军取得了决定性胜利。最终，他在特拉法加海战中英勇牺牲——这场海战成为英国最辉煌的海上战役之一。

除了军事上的成就，纳尔逊爵士也因为一次偶然事件，为神经科学做出了贡献。1797 年 7 月 24 日晚上 11 点，一颗火枪子弹以每秒 300 米的速度从敌方的西班牙步枪枪管中射出，击中了纳尔逊爵士的右臂并击碎了骨头。纳尔逊爵士的继子用一条颈巾为他紧紧地绑住手臂止血，船员们则奋力地向主船划去，外科医生已经在那里焦急地等候。经过医生的快速检查，好消息是，纳尔逊爵士的命算是保住了，坏消息则是，为了避免坏疽，他的右臂需要截肢。于是，纳尔逊爵士的右臂肘部以下被切除，切除的部分随后被抛入浪花翻腾的大海之中。

在接下来的几周里，纳尔逊爵士学会了在没有右臂的情况下吃饭、洗澡甚至射击，他开玩笑地把被截断的残肢称为他的"鳍"（见图 3-2）。

但几个月以后，奇怪的事情发生了。纳尔逊爵士开始感觉到——真切地感觉到，他的右臂还在。他体会到了右臂传回的感觉，并且很确定，他那已经失去的右手的指甲正使劲地抠右手掌，还很疼。

纳尔逊爵士对幻肢这种感觉有一个乐观的解释。他认为，自己拥有了不容置疑的证据，证明死后生命仍然存在。毕竟，如果残缺的肢体都可以产生知觉——像是拥有永恒的灵魂，那么整副身躯死后又怎么可能会烟消云散呢？

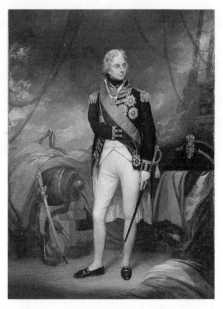

图 3-2　缺失右臂的霍雷肖·纳尔逊爵士

纳尔逊爵士的画像和雕塑陈列在英国博物馆中，但大多数游客并没有注意到他残缺的右臂。1797 年，纳尔逊爵士的截肢导致了一个关于幻肢的早期临床病例，也让他做出了一些有趣但不正确的形而上的解释。

纳尔逊爵士不是唯一一个注意到这些奇怪感觉的人。几年后，在大西洋彼岸，一位名叫赛拉斯·韦尔·米切尔（Silas Weir Mitchell）的医生在美国费城的一家医院里对许多在内战期间遭遇截肢的老兵进行了观察。令米切尔印象深刻的是，他们中的许多人坚称，自己仍能感觉到被截肢的那部分的存在。这些感觉能证明纳尔逊爵士"肉体不朽"的观点吗？[7]

事实证明，纳尔逊爵士下结论为时过早了。他的大脑只是重新规划了神经地图，就像那些银泉猴一样。在历史学家追踪大英帝国疆界变迁的同时，科学家也发现了如何追踪大脑不同区域的边界变化。[8]通过现代成像技术，我们可以看到，当手臂被截肢时，它在皮质中对应的脑区就会被邻近的区域占领，曾经代表手和前臂的皮质区域现在变成了上臂和脸的领地。（为什么是脸？因为在神经地图中，这两个区域就是这样呈线性排列的。）就这样，对应身体其他部位的皮质占领了手部曾经的领地。就像银泉猴的神经地图那样，截肢者的神经地图也反映出他们身体的新形态（见图 3-3）。

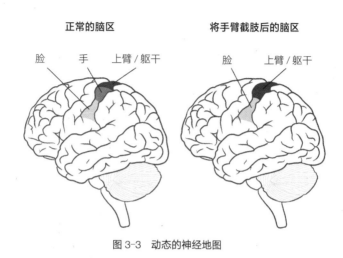

正常的脑区　　　　　　　　　　**将手臂截肢后的脑区**

脸　手　上臂 / 躯干　　　　　脸　上臂 / 躯干

图 3-3　动态的神经地图

大脑会适应身体的变化。当手臂被截肢时，相邻的皮质区域就会扩张，占领手部原先的领地。

　　然而，这里还隐藏着另一个谜团：为什么纳尔逊爵士会觉得自己的手还在呢？如果你去抚摸纳尔逊爵士的脸，为什么他会感觉自己已经消失的手臂正在被触碰，临近的区域不是已经占领了代表手臂的区域吗？因为手臂的触觉不仅由躯体感觉皮质的细胞所代表，还由传导束下游甚至更下游的神经细胞所代表。因此，尽管初级躯体感觉皮质的地图改变得很快，但越到下游神经区域，地图改变起来就会越慢。天生没有手臂的孩子，其大脑中的神经地图和正常人是完全不同的；但对纳尔逊爵士这样在成年后被截肢的人来说，重绘神经地图就没有那么容易了。在纳尔逊爵士的大脑深处，躯体感觉皮质下游的神经元并没有在很大程度上改变连接，它们仍然相信，自己接收到的任何活动信号都是手臂被触碰引起的。所以，纳尔逊爵士才会认为他失去的手臂仍像幽灵般存在着。[9]

上述故事讲述了同一件事，那就是当信号输入突然中止时，其对应的躯体感觉皮质区域不会闲置，而是会被邻近区域占领。[10]

LIVEⅢRED **大脑并非像硬件一样固定不变，而是会被动态地重新分配职责。**

截肢会导致大脑发生剧烈的皮质重组，即闲置的皮质被与之竞争的相邻脑区占领，而如果用更温和的方式调节身体，大脑也会发生重塑。例如，如果你在手臂上绑一个紧身袖带，大脑就会相应地减少对那条手臂的控制，来适应变弱的信号输入。[11] 如果你手臂上的神经被麻醉剂阻断了很长时间，大脑也会做出类似的反应。事实上，哪怕你只是把两根手指绑在一起，让它们作为一个整体活动，那它们各自对应的大脑皮质也最终会合并到一起。[12]

那么，被关在"小黑屋"里的大脑是如何不断追踪身体形态的呢？

大脑如何在"小黑屋"中绘制神经地图

如果你在楼上观察邻居，会注意到有些人每天早上 6 点准时出门遛狗，有些人则是不到 9 点不出门，有些人午饭后才去遛狗，还有些人将时间定在了夜间。如果再多观察观察，你就会注意到，同一时段出门散步的人慢慢成了好朋友：他们经常碰面，碰到了就会聊聊天，最后发展到相约吃烧烤。友谊的发展需要合适的时机。

神经元也是如此。它们会花一小部分时间传递突然到来的电脉冲——也叫尖峰信号，这些脉冲出现的时机非常重要。聚焦于某个特定的神经元就会发现，它伸出突触，与周围数以万计的神经元接触；但它和这些"邻居"的联系强度并不相等，而是由时机决定的。如果一个神经元产生尖峰信号，与之相邻的神经元也紧接着产生尖峰信号，那它们的联系就会加强。这一规律可以概括为：一起活跃的神经元连接在一起。[13]

在一个新大脑中，神经连接刚刚形成，从身体到大脑广泛分布。它们在与其他神经元一起激活的区域深深扎根，彼此的连接因为同步性而得到加强。神经元不举办烧烤派对，而是通过释放更多的神经递质（neurotransmitter）或者建立更多的受体来接收神经递质，从而加强彼此的联系。

这个简单的规则如何帮助大脑绘制出神经地图？可以想想，当你碰撞、触摸、拥抱、踢打、轻拍某物时会发生什么。当你拿起咖啡杯时，手指上的皮肤会同时活跃起来；当你穿鞋时，脚上那一片皮肤也会同时活跃起来。但当同时触摸无名指和小脚趾时，你会发现这两个部位在感觉上没什么关联，因为在生活中它们同时活跃的情况比较少见。放眼全身皆是如此，相较于分隔较远的身体部位，相邻的部位更容易同时活跃。

在与环境互动一段时间之后，大脑中那些碰巧一起活跃的皮肤对应的神经元会连接在一起，而那些极少一同活跃的神经元则会互相远离。多年过去，这些共同活跃的脑区相互作用，组合成了一幅神经地图。**换句话说，大脑能绘制出神经地图，是因为有一个简单的规则决定了单个脑细胞如何建立连接，即活跃时间相近的神经元倾向于建立和保持连接。**就这样，神经地图在黑暗的大脑中诞生了。[14] 可是，为什么神经地图会随着身体信号的输入而改变呢？

全年无休，神经元的领地之争

17 世纪初，法国开始对北美进行殖民统治，向那里派遣了多艘满载法国殖民者的私掠船。这样做让法国人成功地在新领地上扎了根。1609 年，法国人建起一个皮草交易站，这里后来成为魁北克，后又成为新法兰西的首都。在接下来的 25 年里，法国殖民者的领地扩展到了威斯康星。随着越来越多的法国人横渡大西洋到北美定居，他们的领地也在不断扩张。

然而，打天下易守天下难。新法兰西不断受到以英国和西班牙为主的其他殖民者的挑战，这些对手的船只也在不断到来。基于当时的情况，法国国王路易十四下意识地得出一个重要结论：想要新法兰西根基牢固，他就必须继续派船过去，因为英国正在派更多的船去抢法国的地盘。他知道魁北克发展不够迅速，是因为缺少妇女，于是派出 850 名年轻女性——被称为"国王的女儿"，以刺激当地法国人口的增长。这一努力使新法兰西的人口在 1674 年增长到了7 000 人，在 1689 年达到了 15 000 人。

然而，英国向这一地区输送的年轻男女比法国多得多。到 1750 年，新法兰西有 6 万居民，而英国殖民地已有 100 万居民。人口的巨大差异使英法两国在随后的殖民地争夺中实力悬殊：尽管有美洲原住民的拥护，法国人仍明显处于劣势。有段时间，法国政府甚至强迫新释放的囚犯和当地妓女结婚，然后把新婚夫妇用铁链拴在一起，送到路易斯安那定居，即使这样还是收效甚微。

在第六次殖民地战争结束后，法国人知道他们已经输了。新法兰西解体了，原本由法国控制的加拿大成为英国的战利品，路易斯安那则被年轻的美国占领。[15]

法国对新大陆控制力的消长与其派出的船只数量密切相关。面对激烈的竞争，法国没能运来足够多的人以巩固领地。到了今天，只有语言上的一些痕迹能够证明法国人曾来过这片新大陆，比如路易斯安那州、佛蒙特州和伊利诺伊州等地的地名皆源于法语。

在没有竞争时，殖民是容易的，但若存在竞争，想要保住已有的领地就需要持续不断地努力。同样的故事也在大脑中持续上演：当身体的某个部位不再输入信息时，它在大脑中的领地就失去了。做个类比的话，纳尔逊爵士的右臂是法国，他的大脑皮质则是新大陆。起初，他的右臂以健康的方式向神经和大脑发送有用的尖峰信号，在纳尔逊爵士年轻时，它一直在大脑中牢牢占据着一块神经领地。但当他的右臂被火枪击中，又被扔进黑暗的大海之后，大脑就再也没有收到来自右臂的信息输入了。随着时间的推移，他的右臂逐渐失去了脑中原有的那块领地，只剩下右臂曾存在过的零星痕迹，比如幻痛。

这些"殖民经验"不仅适用于手臂，也适用于任何向大脑发送信息的身体部位。眼睛受损后，不会再有视觉信号沿着神经连接输入位于后脑、通常被认为是视觉中枢的枕叶皮质，那里将失去原属于视觉的领地。既然运载视觉信号的小船不会再抵达这块领地，对这里觊觎已久的其他感官就会闻风赶来，很快将这里占领。[16] 因此，当盲人用指尖划过纸张上的盲文诗时，他的枕叶皮质就会因触摸而变得活跃。[17] 但是，如果他脑卒中了，致使已成为触觉殖民地的枕叶皮质受损，那他就会失去理解盲文的能力（见图 3-4）。[18]

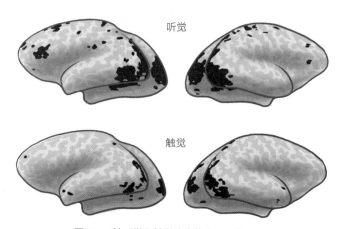

听觉

触觉

图 3-4　被听觉和触觉改变的皮质分布

在这组脑部扫描中，听觉和触觉激活了盲人闲置的枕叶皮质（黑色是指与正常人相比盲人脑部更加活跃的区域）。为了更清楚地看到皮质的脑沟、脑回，这组脑图谱经过了计算机的进一步处理。

资料来源：Renier et al.，2010。

能占领闲置领地的不只是触觉信号，还可以是任何其他来源的信号。比如当盲人听到声音时，他们的听觉皮质会变得活跃，而同样活跃的还有他们的枕叶皮质。[19] 对盲人来说，视觉皮质曾经所在的脑区现在不仅可以被触觉、听觉激活，还可以被嗅觉、味觉、回忆重大事件、解决数学难题等激活。[20] 当强劲的竞争对手手握新大陆的地图时，占据领地已成定局。

近几年的研究表明，大脑的故事愈发有趣：当新的"殖民者"进入视觉皮质时，它们会保留一些之前的建筑。例如，正常人处理可视的书面语时大脑活跃的区域，和盲人读盲文时大脑活跃的区域相同。[21] 同样，正常人控制视觉运动的主要活跃区域就是盲人控制触觉运动（例如，某个东西从指尖或者舌头划过）的活跃区域。[22] 那些会因为正常人的视觉识别活动而活跃的神经网络也会因盲人的触觉识别活动而活跃。[23]

这些观察引发了一种猜想：大脑是不是个"任务机器"，从事着探测外界运动或物体的工作，而非一个由各种特殊感官所组成的系统。[24] 换言之，该猜想认为，不同的脑区负责解决特定类型的任务，而不限制任务是通过何种感官通道到达大脑的。

顺带提一句，年龄对大脑的重塑很重要。在天生失明者的大脑中，枕叶皮质完全被其他感官占领了；如果一个人在幼年，比如5岁时失明，其枕叶皮质就不会完全被占领；而对10岁以后失明的人来说，枕叶皮质被占领的区域会更小。大脑越成熟，其重塑能力就越弱，就像北美地区的边界在近5个世纪的时间内几乎没怎么变一样。

不管是视力丧失，还是任何其他感官丧失，对重塑大脑的影响都很相似。例如，聋人的听觉皮质会被用于处理视觉和其他任务[25]，就像纳尔逊爵士失去了右臂，使其右臂相应的皮质被相邻区域的神经占领一样。如果一个人失去听觉、味觉、嗅觉或其他的感觉，也是同样的道理。

LIVEWIRED　**大脑的神经地图会不断改变，以尽可能准确地反映外界输入的数据。**[26]

一旦开始深究，你就会发现这种领地之争无处不在。设想一下，假如在一座大城市的机场中，有大量航班都来自一家航空公司，如美国联合航空，而少量航班属于另一家航空公司，如达美航空。在这种情况下，机场增加办理美国联合航空航班的窗口，而减少办理达美航空航班的窗口，就不足为奇。前者将会占据更多的登机口，开放更多的行李提取处，也将在飞行数据中占更大比重。现在，如果另一家航空公司倒闭了，比如环球航空，那么它原本在机场的位置与所有资源都会很快被其他航空公司接管。感官输入正像是不同航空公司的航班，大脑则像这整座机场。

至此我们已经了解，竞争将会导致占领。但这些又引出了下一个问题：当某一部位的感觉神经占领了更多脑区，它的功能会变得更强吗？

"专项使用"过大的皮质，造就异于常人的天赋

有一个名叫伦尼·米尔萨普（Ronnie Milsap）的小男孩出生在美国北卡罗来纳州的罗宾斯维尔，他患有先天性失明。在米尔萨普 1 岁零 1 天大时，他的生母离开了他，理由是他的失明是上天的惩罚。米尔萨普被生活困苦的祖父母抚养至 5 岁，之后被送到了盲人学校。

米尔萨普 6 岁时，母亲曾回来看他，那时她又生了一个小女孩。母亲对他说："我真想让你看看你妹妹的眼睛，她的眼睛如此明亮，不像你，令我蒙羞。"那是米尔萨普最后一次和母亲联系。

尽管米尔萨普的童年如此不幸，他在音乐领域的天赋却随着年龄增长愈发

明显。米尔萨普的老师发现了他的天赋，让他正式开始学习古典音乐。在他学拉小提琴 1 年后，老师认为米尔萨普是一名天生的艺术大师。之后，米尔萨普又学习了钢琴、吉他以及其他几种弦乐器和木管乐器，可以说是样样精通。

长大后，米尔萨普成了最受欢迎的音乐家之一，横扫流行音乐和西部乡村音乐市场。他有 40 首美国公告牌乡村音乐榜冠军单曲，还荣获 6 项格莱美音乐奖。

米尔萨普只是众多盲人音乐家中的一位，其他的还有安德烈亚·波切利（Andrea Bocelli）、雷·查尔斯（Ray Charles）、史提夫·汪达（Stevie Wonder）、戴安娜·舒尔（Diane Schuur）、乔塞·费利西亚诺（Jose Feliciano）以及杰夫·希利（Jeff Healey）等。他们的大脑已经学会依靠环境中的声音和触觉信号获取信息，这方面比拥有正常视力的人还要好。

虽然盲人不一定会成为音乐明星，但他们的大脑一定发生了重塑。盲人拥有完美音高的概率要比视力正常者高出许多；他们对音准的判断能力也是视力正常者的 10 倍，能够听出十分微小的音高差异。[27] 这是因为，在盲人的大脑中，听觉皮质占据了更大的区域。在近期的一项实验中，视力正常的参与者与失明的参与者都被堵上一只耳朵，然后用另一只耳朵分辨房间中声音的方位。通常来说，听音辨位需要大脑比较双耳接收到的信号，所以研究者起初认为，所有参与者都不能完成任务。而实验结果表明，视力正常的参与者无法辨别声音的方位，失明的参与者却可以说出声音的大概位置。[28] 为什么会这样呢？因为外耳软骨的特殊形状（即使只是单耳）可以极细微地反射周围的声音，从而为听音辨位提供线索——但前提是这个人必须对这些信号高度敏感。

对视力正常的人来说，他们大脑中用于声音的皮质相对较少，以至于他们在精确获取声音信息方面的能力不发达，但在失明者中，对声音极度敏感的情况并不少见。本·安德伍德（Ben Underwood）在 2 岁时左眼就看不见东西了。母亲带他去看医生，查出他双眼患有视网膜肿瘤。在放疗和化疗均告失败后，医生不得不摘除了安德伍德的眼球。但出乎意料的是，安德伍德 7 岁时就摸索出了一项有用的技能——用舌头发出"咔嗒"的声音，再用耳朵捕捉回声。这叫作回声定位，即把声波发射到环境中，然后聆听声波碰到物体之后反射的回声。[29] 通过这项技能，他能够辨别打开的门、周围的人、停泊的车、垃圾桶等的位置。

一部关于安德伍德的纪录片开篇就宣称他是"世界上唯一一个通过回声定位来看世界的人"。[30] 这种说法有几个错误。首先，安德伍德"看"待视觉的方式和视力正常者可能一样，也可能不一样。我们只知道，他的大脑可以将声波转化为对面前大型物体的具体认识。

其次，更重要的是，安德伍德不是唯一一个使用回声定位的人，很多盲人都是这样做的。[31] 至少从 20 世纪 40 年代起，人们就已经开始讨论这一现象了。"回声定位"一词首次出现在《科学》杂志一篇题为《盲人、蝙蝠和雷达的回声定位》(Echolocation by Blind Men, Bats, and Radar) 的论文中。[32] 作者写道："许多盲人在失明一段时间后发展出一种相当厉害的能力，即通过自己发出的声音获得听觉线索，进而避开障碍。"这些声音包括他们的脚步声、手杖敲击声或者弹响指的声音。作者还证明了如果受到噪声或耳塞的影响，盲人回声定位的准确性就会大大降低。

就像我们之前了解到的，枕叶皮质可以被许多其他任务占领，而不只是听觉方面的任务，记忆能力也能受益于闲置的皮质空间。一项研究测试了盲人记忆单词的能力，发现那些枕叶皮质被占领更多的人得分更高，因为他们可以用更多的脑区来完成记忆任务。[33]

总的来说就是，领地越多越好。不过有时候，情况也不尽然。大多数人天生就有 3 种不同类型的色觉感受器，但有的人只有 2 种、1 种甚至没有色觉感受器，这让他们很难甚至无法辨别颜色。然而，色盲患者也有独特之处，他们比视力正常者更善于区分灰度。[34] 为什么呢？因为他们视觉皮质的领地和视力正常者一般大，却只需要关注更少的颜色维度，相当于以相同面积的可用领地来完成更加简单的任务，在精度上表现得自然更好。尽管军队禁止患有色盲的士兵从事某些具体工作，但他们也逐渐发现，比起视力正常的士兵，患有色盲的士兵更易发现敌军的伪装。

刚刚提到的一些皮质重组的例子都与视觉有关，而皮质重组其实可以发生在大脑的任何区域。当一个人失去听力时，以前掌管"听觉"的皮质会与其他的感官重新对应起来。[35] 因此，有些事也就不足为奇：聋人的周边视觉注意力更发达，他们能通过读唇"看见"你的方言、分辨出你的家乡；同样，对截肢者来说，他们会对留下的残肢更敏感，可以感知到残肢上极其轻微的触碰，区分极短、极快的两次连续触碰。这些例子都说明，那些剩余的、未受损害的身体部位对应的脑内领地比从前更多了，感觉的分辨率也就更高了。

神经重塑更加灵活地代替了预先设定脑区的老旧模式，让原有的领地得以被重新分配给其他任务。比如，视觉皮质的神经元本身并没有什么特别之处，它们只是刚好参与了正常人眼睛处理形状或者颜色的过程。同样是这些神经元，也能帮助盲人处理其他类型的信息。

旧模式就相当于，一旦看到路易斯安那这一富有法语特色的地名，人们就断定北美的这块土地已被法国预定了。新模式则相当于，当人们看到路易斯安那已被售出，来自世界各地的公民都在这里做生意时，也觉得这是很寻常的事。

鉴于大脑必须在有限的皮质中分配所有的任务，就可能会出现非最优分配，进而导致一些功能失调，自闭学者（autistic savantism）就是一个例子。一个患有严重认知和社交障碍的孩子可能在另一些方面是天才，比如记住整本电话号码、复制看到的场景或迅速复原魔方等。认知障碍和杰出天赋同时出现在一个人身上，这种特性吸引很多学者展开了相关研究，发展出诸多学说。其中一种学说认为这是由于皮质的异常分配：当大脑把一块面积过大的皮质全部分配给某一特定任务（如记忆、视觉分析或拼图）时，这个人就会显现出异于常人的天赋。[36] 但是，这些天赋往往以牺牲其他常规任务的完成度为代价，其中就可能包括"发展成熟的社交技能"这一任务类别下的所有子任务。

大脑为何能以惊人的速度适应失明

近几十年来，有关大脑可塑性的研究取得了一些成果，其中最令人惊讶的是它飞快的变化速度。几年前，麦吉尔大学的研究者对几个刚刚失明的成年人进行了脑部扫描，扫描时，参与者被要求聆听声音。声音自然引发了听觉皮质的活跃，但同时也引发了枕叶皮质的活跃。而在几周前参与者还有视力时，听觉刺激尚且不会引发枕叶皮质的活跃。虽然听到声音后，刚失明的人的枕叶皮质不会像长期失明的人那样活跃，但也可以被检测到。[37] 这表明，当视力消失时，大脑能快速应对变化。但到底有多快？

研究员阿尔瓦罗·帕斯科－莱昂（Alvaro Pascual-Leone）开始探究重大大脑变化发生的速度。他注意到，盲人学校里刚入职的教员需要蒙住眼睛模拟失明整整 7 天，以切身感受盲人学生的生活状态。7 天以后，大多数教员会发现自己的听觉技能，如确定方向、判断距离、辨认位置等得到了一定的提升。

有几人提到，他们仅根据人们说话的声音甚至路过时有规律的脚步声，就能迅速识别出对方；有些人则学会了通过引擎的声音来区分汽车；还有一个人提及了"听声识摩托"的乐趣。[38]

这让帕斯科－莱昂和他的同事不禁思考，如果让一个正常人在实验室环境中蒙上眼睛几天，会发生什么？于是，他们启动了这项实验，成果令人赞叹不已。实验表明，在盲人参与者脑中发现的神经重塑现象在暂时失明的正常人的脑中也会发生，且速度非常快。

他们的其中一项实验是让视力正常的参与者蒙上双眼 5 天，并在此期间接受密集的盲文培训。[39] 5 天后，蒙眼组已经能很好地区分不同盲文字符的细微差别，且速度比对照组那些同样接受盲文培训但未蒙眼的人快得多。

实验中最引人注目的部分，是他们的大脑发生的改变。对实验参与者的脑部扫描显示，在 5 天的时间里，当蒙眼组触碰物体时，他们的枕叶皮质会被激活；而对照组只表现出躯体感觉皮质的活跃。除此之外，蒙眼组在收到声音和单词记忆任务后，枕叶皮质也出现了活跃反应。

当这些新产生的枕叶活动在实验室受到磁脉冲的故意干扰后，蒙眼参与者阅读盲文的优势就消失了，这表明大脑征用这片区域不是偶然，而是改善行为表现的关键一环。此外，摘掉眼罩后，参与者因触碰或声音产生的枕叶活动在一天之内就会消失。在那之后，蒙眼参与者和视力正常者的大脑又变得一样了。

在另一项实验中，研究者使用功能更加强大的神经成像技术，清晰地绘制出了大脑的视觉区。参与者在接受脑部扫描时被蒙上双眼，并被要求完成用手指进行精细辨别的触摸任务。仅在蒙眼 40 ~ 60 分钟后，研究者就检测到参与者的初级视觉皮质变得活跃起来。[40]

这些实验结果表明，大脑适应失明的速度十分惊人。它的重塑非常迅速，与极为缓慢的大陆板块漂移截然不同。后文我们将看到视觉剥夺会导致已有的非视觉输入进入枕叶皮质，还将了解大脑如何像捕鼠器一样实现快速变化。目前我们需要知道的是，大脑的变化速度比 21 世纪初最乐观的神经科学家的大胆猜测还要快。

LIVE⛤RED　**就像锋利的牙齿和能飞驰的腿有利于生存，灵活可塑的神经也有利于大脑在各种复杂环境中迅速优化性能。**

不过，脑内竞争也带来了潜在风险：每当感官活动失衡时，对应的神经就有可能迅速占领他方领地。如果某一肢体被永久切除或某种感官永久丧失，资源的再分配往往较为顺利、理想；但除此之外的其他情况，就需要神经积极迎战，避免己方领地被频繁占领。基于这样的思考，我和我的学生唐·沃恩（Don Vaughn）提出了一个新的理论，来研究大脑在夜晚的经历，具体我们将在下一章进行探讨。

做梦与地球自转有关吗

神经科学中的一个未解之谜是为什么大脑会做梦。这些千奇百怪的梦是关于什么的？梦有意义吗，或者它们只是一些随机的神经活动，试图构成一个连贯的故事？为何梦境有如此丰富的视觉效果，每天晚上都会把枕叶皮质"点燃"？

在无休止的大脑资源争夺战中，视觉系统面临着一个独特的问题：由于地球的自转，每 24 小时中，视觉平均有 12 小时处于黑暗之中。当然，这是指我们物种进化史中 99.99% 的时间，而不是当前灯火通明的光电时代。既然我们已经知道感官剥夺会使邻近脑区前来占领，那么视觉系统又是如何守卫自己领地的呢？答案是彻夜保持枕叶皮质的兴奋状态。

我们认为，做梦是为了防止视觉皮质被周围区域占领（见图 3-5）。毕竟，地球自转不会对触觉、听觉、味觉或嗅觉造成任何影响，只有视觉在黑暗中处于不利地位，很容易被其他感官占领。考虑到领地的变化速度惊人，这种威胁是相当可怕的。因此，做梦是视觉皮质防止领地被占领的手段。

尽管睡着的人看起来非常放松，处于静止状态，但其脑内的电活动非常活跃。在晚上的大部分时间里，人们不做梦；但是在快速眼动睡眠（REM）期间，人们会心率和呼吸加速、肌肉松弛、脑波短促等，做梦也在此时发生。[41] 快速眼动

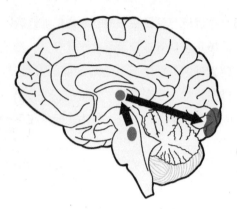

图3-5　做梦时尖峰信号的活动路线

做梦期间，尖峰信号从脑干发出，至枕叶皮质结束。我们认为这种活动是由地球自转进入黑夜引起的，也是必要的，因为视觉系统需要特殊策略保持领地不被占领。

睡眠由脑干中被称为脑桥的一组特殊神经元触发，这些神经元活动的增加会导致两个结果。

第一，主要肌肉群瘫痪。复杂的神经回路使身体在做梦时保持静止，这种精妙性支持了人类在睡眠时做梦的生物学特性。若非拥有重要功能，神经回路不可能进化到这一步。肌肉瘫痪使大脑可以在不移动身体的情况下模拟真实世界的体验。

第二，也是非常重要的，尖峰信号从脑干传到枕叶皮质。[42] 当尖峰信号到达那里时，大脑会将这些电活动转化为视觉体验，仿佛"看见"了。这就是为什么梦是形象的，而不是概念或者抽象的。

二者的结合使梦境恰到好处地发生：传到枕叶皮质的尖峰信号使视觉系统兴奋，肌肉瘫痪却使做梦者无法依照梦中的经历做出相应动作。

我们推断，控制视觉梦境的神经回路不是偶然形成的。为了不被占领，视觉系统在地球自转带来的黑暗之中被迫为了领地而战，产生爆发性电活动。[43] 梦境是枕叶面对感官系统的持续竞争而进化出的一种自我防御机制。毕竟，视觉承载着重要的信息使命，但我们的生活有一半的时间被黑夜偷走了。

LIVE三RED　**做梦可能是神经可塑性与地球自转共同作用的奇妙产物。**

值得注意的一个关键点是，这些夜间的连续神经活动在解剖学上十分精确。它们从脑干起始，只指向一个地方——枕叶皮质。如果神经回路的分支广泛而杂乱，我们预计它将与大脑的许多其他区域相连。但是，通过解剖发现，它只是精确地与一个区域相连，即一个叫作外侧膝状体的微小结构。从神经解剖学家的角度来看，这个回路的高度特异性表明了它的重要作用。

从这个角度来看，天生失明的人和其他人一样保留着相同的脑干 – 枕叶回路，就不足为奇了。那么，盲人的梦是怎样的呢？难道因为他们一直处于黑暗中，就不会做梦了吗？答案很有启发性。先天失明或在很小的时候就失明的人在梦境中没有视觉影像，但有其他感官体验，例如，他们会梦到自己身处重新布置过的客厅或者是听到奇怪的动物叫声。[44] 这与我们刚才的认知完全吻合：盲人的枕叶皮质会被其他感官占领。

因此，在先天失明的人身上，夜间的枕叶活动仍然会发生，却是非视觉的情景体验。换句话说，在正常情况下，基因希望在夜间通过向枕叶发送尖峰信号来有效对抗身处黑暗的劣势。在盲人的大脑中亦是如此，即便其最初的目的已经丧失。还需要注意的是，7 岁以后失明的人在梦里的视觉内容要比 7 岁前就失明的人更多。这是因为后天失明者的枕叶没有完全被其他感官占领，因此梦里的活动更多是视觉体验。[45]

有趣的是，另外两个脑区——海马和前额叶，在做梦时比在清醒状态下活跃度更低，这大概可以解释为何我们很难记住自己的梦。为什么大脑会关闭这些区域呢？一种可能性是，如果做梦的核心目的是保持视觉皮质能积极与邻近区域做斗争，那就没有必要记录梦境。

我们可以从跨物种的角度学到很多东西。有的哺乳动物出生时是不成熟的，它们不能走路、无法获取食物、不能调节自己的体温，也不能自保，例如人类、雪貂和鸭嘴兽。其他哺乳动物一生下来就已成熟，比如豚鼠、绵羊和长颈鹿。它们生下来就长了牙齿、皮毛，可以立刻睁开眼睛，拥有控制自身体温、出生 1 小时就能走路和吃固体食物的能力。这是一个重要线索，即刚出生时不成熟的动物在每个睡眠周期内会经历更多的快速眼动睡眠——多达 8 次，并且这种区别在它们出生后的一个月内尤其明显。[46] 按照我们的理解，当一个高度可塑的大脑诞生时，它需要不断地斗争来保持平衡。而当大脑诞生就已经基本固化时，它就不太需要参与夜间的战斗。

此外，快速眼动睡眠会随着年龄的增长而减少。所有哺乳动物都会在睡眠时经历快速眼动睡眠，但随着年龄的增长，这个部分会逐渐减少。[47] 人类婴儿的快速眼动睡眠约占睡眠时间的 50%，但成年人的这个比例降到了 10%～20%，老年人的比例更低。这种跨物种趋势证明婴儿的大脑可塑性更强，因此，婴儿时期大脑内的领地之争就更激烈。随着动物年龄的增长，皮质占领的可能性越来越小。大脑可塑性的减弱与快速眼动睡眠时间的减少是同步的。

这个假说引导了对遥远未来的预测。当我们在其他行星上发现生命时，尤其是那些绕红矮星轨道运行、被锁定在特定位置的行星，总是以同一面面对着它们的恒星，因此一边是永昼，另一边则是永夜。[48] 如果那些行星上的生命形态有着与人类相似的大脑，我们就能推测那些生命可能与人类一样拥有视力，但不会做梦。同样的预测也适用于高速旋转的行星；如果其黑夜的时间比皮质占领的时间还要短，那么做梦也就没有必要了。数千年过去，我们最终将发现像人类这样能够做梦的生命体可能是宇宙中的极少数。

身体形态怎么改，大脑就怎么改

参观伦敦特拉法加广场纳尔逊爵士雕像的大多数游客可能并没有意识到，在纳尔逊爵士那颗高高抬起的头颅的大脑左半球中，躯体感觉皮质已经变形了。他们应该了解这一点，因为它揭示了大脑最显著的一个特点：拥有根据外部信息进行最佳编码的能力。

到目前为止，我们已经知道截肢、失明或失聪等感官输入的改变会导致大规模的皮质重组。大脑的神经地图不是由基因决定的，而是由输入的信息塑造的。这个过程依赖于现实生活经验。它是边界竞争的一种突现特性，而非预先制订的全盘计划。因为一起活跃的神经元连接在一起，共同活跃在大脑中建立了邻近的表征。

LIVEWIRED　**无论你的身体结构是什么样，它都会自然地映射到大脑的表面。**

从进化的角度来看，这种依赖行动经验的机制使自然选择能快速测试无数种身体部位的形态——从爪子到鳍，从翅膀到尾巴。大自然每次改变我们的身体形态时，不需要从基因层面重写大脑。只需要让大脑自我重塑。这再次强调了贯穿全书的观点，即大脑与数字计算机截然不同。当我们深入神经科学领域时，需要睁大双眼，摒弃传统工程的观念。

神经地图的重绘反映了在所有感官系统中发生的变化。我们了解到，先天失明者的"视觉"皮质会转而对应听觉、触觉或其他感官。

LIVEWIRED　**皮质占领的结果是提高了灵敏度：大脑在一项任务上投入的精力越多，它的"分辨率"就越高。**

最后，我们发现，视觉正常的人被蒙住眼睛 1 小时，当用手指执行任务或听声音时，他们的初级视觉皮质会变得活跃。去除眼罩后，视觉皮质则迅速恢复为只对视觉输入做出反应。我们将在接下来的章节中认识到，大脑用手指和耳朵"看"的天赋依赖于和其他感官早已存在的连接，但只要眼睛还在输入信息，它们就不会被启用。

　　总之，这些想法使我们提出，视觉梦境是神经竞争和地球自转的副产品。一个生物想让自己的视觉系统不被其他感官所占领，就必须想办法在黑暗来袭时保持视觉系统的活跃。

　　我们描绘了一个非常灵活的大脑皮质，那么问题来了，大脑灵活性的极限是什么？我们能向大脑输入任何类型的信息吗？对接收到的信息，大脑能通通搞定吗？

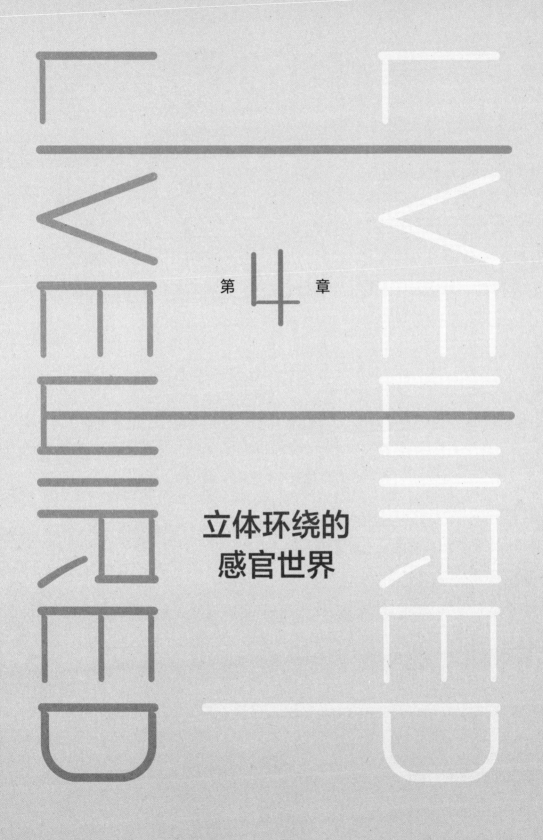

第 4 章

立体环绕的
感官世界

盲人如何利用背部或舌头"看到"这个丰富多彩的世界？

为什么军人不用配备全方位观察设备，也能精确感知从背后突袭的敌人？

股票交易员如何利用皮肤触觉准确判断大盘走向？

为耳朵和眼睛安装"义肢"

迈克尔·克洛斯特（Michael Chorost）天生听力就很差，依靠助听器度过了青年时代。但有天下午他在等车的时候，发现自己什么都听不见了。他一开始以为是助听器没电了，更换了电池，可是他的世界还是没有任何声音。于是，他匆忙赶去了最近的急诊室，却被告知自己所剩不多的听力彻底没了——他在声音方面与世界的微弱联系彻底断掉了。[1]

助听器对克洛斯特已经没用了。助听器的工作原理是捕捉外界的声音，并将其以更高的音量输送到受损的听觉系统中，这对部分听力缺损但鼓膜内结构正常的患者来说是有效的，但如果内耳已经失灵，音量扩得再大也无济于事。所以在当时看来，克洛斯特似乎再也无法感知外界的声音了。

后来，克洛斯特找到了一线希望，并于 2001 年接受了人工耳蜗植入术。这个微型装置能绕过失灵的内耳，直接与更深处像一根数据线一样的功能神经连接。手术将这种微型电子设备直接植入了克洛斯特的内耳，利用它来接收外界的声音，并通过微电极将信息直接传递给听觉神经。

尽管绕过了失灵的内耳，也并不意味着克洛斯特就能拥有完美的听觉体验。他必须学会理解被输入听觉系统的电信号，就像学习一门"外语"。

术后一个月，人工耳蜗被启用后，我听到的第一句话根本就是"卟滋卟滋卟滋滋滋"这样的天书。慢慢地，我的大脑学会了解读这些完全陌生的信号。不久，"卟滋卟滋卟滋滋滋"变成了"你早餐吃了什么"。经过几个月的练习，我不但可以使用电话，甚至还能在嘈杂的酒吧或自助餐厅里与人交谈。

虽然在人体内植入微型计算机听起来有点像科幻小说，但自 1982 年人工耳蜗上市以来，已有超过 50 万人装上了这种仿生设备，让他们能继续听到说话声、敲门声、笑声、短笛声……另外，人工耳蜗上的软件可以破解和更新，所以数年来，克洛斯特无须进一步手术，就可以通过人工耳蜗愈发有效地获取信息。在植入人工耳蜗将近 1 年后，一个升级程序使他的听力分辨率翻了一番。正如克洛斯特所说："我朋友的听力会随着年龄的增长而不可避免地衰退，而我的听力只会越来越好。"

特里·拜兰（Terry Byland）住在洛杉矶附近，被诊断出患有视网膜色素变性——眼睛后部的感光层视网膜的一种退行性疾病。拜兰曾说，对 37 岁的人来说，最不想听到的消息就是你要失明了，并且无药可医。[2]

但拜兰后来发现，只要他有勇气去尝试，事情还是有转机的。2004 年，研究者开展了一项植入仿生视网膜芯片的医学实验，拜兰成为首批参与者之一。这些芯片是带有电极矩阵的微型设备，被植入参与者眼睛后部的视网膜上。眼镜上的摄像头将无线信号发送到芯片上，芯片将微弱的电流传递给拜兰残存的视网膜细胞，再沿着之前沉默的视神经"高速公路"向内部传递信号。毕竟，拜兰的视神经仍然功能良好，即使感光器坏了，这些神经仍然渴求着给大脑传递信号。

　　南加州大学的研究小组顺利将微型芯片植入了拜兰的眼睛，真正的实验开始了（见图 4-1）。研究者屏气凝神，开启了微电极，开始测试效果。拜兰说："能看到一些东西，真是太神奇了！当他们逐一测试电极时，我看到一个个小斑点，甚至还没有一角硬币大。"

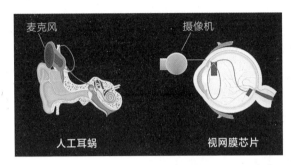

图 4-1　人工耳蜗与视网膜芯片

　　这些数码设备推送的信息并不完全符合自然生物学的语言，但大脑已经学会了如何利用这些数据。

　　在接下来的几天里，拜兰只看见了一些小小的亮点，并没有什么令人振奋的成果。但他的视觉皮质逐渐找到了从信号中提取更优质信息的方法。经过一段时间的努力，拜兰看见了他 18 岁的儿子："那天，我和儿子一起散步，这是他 5 岁之后，我第一次见到他。我可以毫不介意地说，我当时激动得哭出来了。"

　　即便如此，拜兰仍然无法看到清晰的视觉画面，他看到的更像是一个简单的像素网格。无论如何，黑暗之门已经被打开了一条缝。随着时间的推移，他的大脑已经能更好地理解这些信号了。虽然拜兰还不能确定每一张脸的细节，但可以模糊地分辨出不同人的样子；尽管视网膜芯片分辨率很低，但他仍然可以辨认物体的方位，甚至可以辨别出斑马线并能在城市中穿行。[3] 拜兰自豪地说："无论在自己家还是在别人家，我都可以走进任何一个房间，要么打开灯，要么看到从窗户射进来的光。走在街上时，我可以避开那些低垂的树枝——我能看到那些树枝伸到哪里，所以可以避开它们。"

数十年来，科学界一直在认真考虑为耳朵和眼睛安装"义肢"，但没人能肯定这些技术能成功。毕竟，内耳和视网膜对感官接收到的信息进行着令人惊叹的复杂处理。这不禁让我们担心，如今这些绕过它们直达后方的小小芯片，"说"着"硅谷方言"而非自然生物语言，真的能被大脑的神经理解吗？换句话说，它们传递的这些电信号会不会在传到后方神经网络时，就变成了"胡言乱语"？对大脑而言，这些设备就像是来到异国他乡的莽撞游客，期待着只要他不停地叨叨，当地人就能明白他的意思。

令人惊讶的是，这种简单粗暴的策略在大脑里竟真起了作用，就像当地人可以理解外来游客的意思了。如何做到的呢？想要更深入地理解这一点，我们需要再次强调，重约 1.36 千克的脑组织不能直接听到或看到你周围的任何东西，而是被锁在颅骨这个静默且黑暗的地窖里。它能看到的只是通过不同的数据线传输进来的电化学信号，这就是大脑的工作方式。

大脑在接收信号和提取信息模式方面具有惊人的天赋。它赋予这些信息模式以意义，一旦有了意义，主观体验也就出现了。大脑能把在黑暗中传递的电信号转化为你体验到的悦耳声音和多彩画面。你生命中所有的色彩、香味、情绪和感觉都在黑暗中被编码为数万亿个信号，这就好比你计算机显示器上那些漂亮的屏保，在数字世界都是由 0 和 1 构成的。

即插即用的"土豆头模型"

想象一下，你去了一座盲人岛。岛民天生失明，他们都用盲文阅读，能精确地分辨指尖触感的细微差异。你看着他们手指蹭过纸上那些小疙瘩时一会儿开怀大笑，一会儿眼含泪水，不禁心生疑惑：人类怎么能把所有的情感都浓缩于指尖呢？于是你试图向他们解释，阅读小说时，你会把脸上的两个球体对准书上的字符和线条，每个球体都有一大片细胞来记录光子的碰撞，通过这种方式，你就能记下这些字符的形状。根据你先前已经记住的一套规则，不同的形状代表着不同的发音，因此书上的每一个形状在你脑海中都对应一个发音，就像别人大声说话时的发音，由此产生的神经化学信号模式让你一会儿开怀大笑，一会儿眼含泪水。听了你的解释，这些岛民同样感到十分困惑。

你和岛民最终会发现一个简单的事实，即指尖或眼球只是将外部信息转化为尖峰信号的外围设备，后续艰难的解读工作都由大脑完成。之后，你和岛民会达成共识，即信息输入的方法并不重要，重要的是大脑中数万亿个跳动着的尖峰信号。

无论接收到什么信息，大脑都会学着去适应，并尽可能地提取其中的重要信息。只要数据的结构（以及我们将在下一章提到的一些其他要素）能够反映出外部世界的重要信息，大脑就会找出解码这些信息的方法（见图 4-2）。

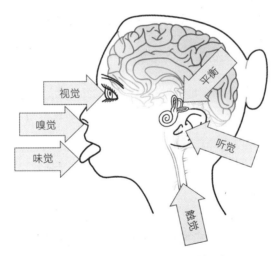

图 4-2　大脑接收来自感觉器官的信息

感觉器官向大脑提供许多不同的信息来源。

于是，我们得出了一个有趣的结论：你的大脑不知道也不关心数据来自哪里，只要有信息进来，它都会想办法利用。这使大脑成为一种非常高效的机器，就像是一种通用的计算设备，不停地吸收可用的信号，并决定利用这些信号做些什么——而且几乎每次都能得出最优解。在我看来，这种策略得以让大自然对不同种类的输入途径进行修补与替换。

我将其称为"土豆头模型"（见图4-3）。我用这个名字是为了强调，我们已知且爱用的所有传感器如眼睛、耳朵和指尖等，都只是外围的即插即用设备，只要插入就可以使用了，而大脑负责思考如何处理输入的数据。

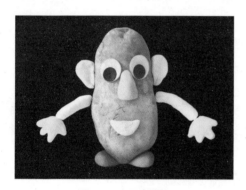

图4-3　土豆头模型

将感觉器官插入大脑，大脑就知道如何使用它们。

因此，大自然可以通过插入新的外围设备来建立新的感官系统。换句话说，一旦大自然弄清楚了大脑的工作原理，就可以让大脑利用不同种类的输入途径获取来自世界的各种能量。比如，我们眼睛里的光子探测器负责捕捉电磁辐射所携带的信息，耳朵里的声音探测器负责捕捉声波，皮肤这种大块的感官材料负责收集热量和质地信息，鼻子或舌头则通过嗅或者舔来收集化学信息……而这一切都会被转化为尖峰信号，在黑暗的颅骨里飞奔。

既然大脑有接受一切感官输入的非凡能力，人们就将研究和开发新感官的重点转移到了外围传感器上。

LIVEWIRED　**就像你可以随便用一个鼻子、眼睛或嘴巴做成土豆头模型，大自然也可以把各种仪器插入大脑，用它们来探测外部世界的能源。**

就好比你想要给计算机安装一些即插即用（plug-and-play）的外围设备，而即插即用的重点就在于，你的计算机不需要现在就知道几年后才会出现的产品 XJ-3000 超级摄像头的存在。它只需要开放接口，留待未知设备插入，并保有新设备插入后可以接收数据信息的能力。

这样一来，每次有新的外围设备上市，你都不用再购买新计算机，而只需打开你那台带有开放接口的计算机，以标准化的方式插入外围设备即可。[4]

眼睛、耳朵和鼻子并不是身体的标配

把感觉器官当作独立的外围设备看待，听上去很疯狂——毕竟，这些设备与身体的其他部分共享着数千个基因。我们真的能把鼻子、眼睛、耳朵或者舌头视为独立设备吗？我正在深入研究这个问题。如果土豆头模型是正确的，是不是就意味着，我们或许能在基因中找到控制这些外围设备存在或缺失的简单开关？

我们发现，并非所有的基因都是一样的。基因展开的顺序极其精确，一个基因的表达会通过前馈和反馈的精妙算法触发下一个基因的表达。所以，构建某一部位，如鼻子的基因程序中存在一些关键节点，使这个程序可以被打开或关闭。

我们是怎么知道的呢？来看看基因突变吧。以无鼻畸形为例，患者生下来就没有鼻子。2015 年出生在美国亚拉巴马州的小伊莱天生就没有鼻子（见图4-4），也没有鼻腔和嗅觉系统。[5]

类似这样的基因突变总是令人惊讶不已，难以理解。但如果是在即插即用理论的框架下，无鼻畸形就是可以被预测的，即只要基因稍有变异，外围设备就无法被制造出来。

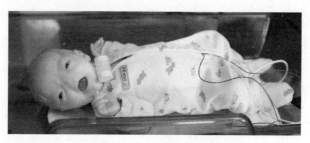

图 4-4　天生没有鼻子的小伊莱

顺着人类的感觉器官是即插即用的设备这一思路，我们还会发现，有的人天生没有眼睛，即无眼畸形（见图 4-5）。2014 年出生在芝加哥的小乔迪就是如此：在他的眼睑下面，还是光滑的皮肤。小乔迪的行为和脑成像都表明，他大脑的其他部分均在正常运转，唯独缺少了捕捉光子的外围设备。[6] 小乔迪的外婆说："他可以通过触摸来了解我们。"小乔迪的母亲布兰妮亚在自己的右肩胛骨上文了一个特别的盲文符号"我爱小乔迪"，这样小乔迪就可以摸着这片文身慢慢长大，感受母亲对他的爱。还有些婴儿天生就没有耳朵（见图 4-6）。在罕见的无耳畸形病例中，孩子出生时，耳朵的外部结构是完全缺失的。

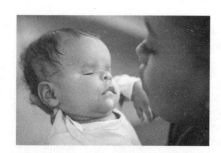

图 4-5　天生没有眼睛的小乔迪

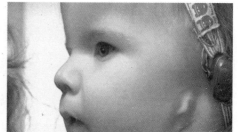

图 4-6　天生没有耳朵的孩子

与这些病例较为类似的是，单一蛋白质的突变会导致内耳结构的缺失。[7] 显然，有这种突变的孩子也是完全失聪的，因为他们缺乏将压力波①转化为尖峰信号的外围设备。

---

① 这里指声波，是压力波的一种，通过空气的振动纵向传播。——译者注

一个天生没有舌头的人，身体的其他部分可能保持健康吗？当然。一个名叫奥利斯特拉的巴西婴儿就是这样。多年来，她一直都在努力地进食、说话和呼吸。现在，奥利斯特拉已经成年，接受了舌头植入手术。如今，她已经可以在采访中滔滔不绝地讲述自己在成长过程中没有舌头的经历了。[8]

我们的身体还能以更多离奇的方式被"拆解"。有些孩子的皮肤和内脏器官中天生没有疼痛感受器，所以他们对生活中的刺痛和创伤完全无感。[9] 乍一看，没有痛感似乎是一种优势，但事实并非如此：没有痛感的孩子身上总是布满伤疤，而且往往会英年早逝，因为他们不知道应该如何躲避伤害。除了疼痛感受器，皮肤中还有许多其他类型的感受器，包括牵拉、瘙痒和温度等。有的孩子可能会缺少其中一些感受器，而拥有其他的。这些缺失统称为"触觉缺失"（anaphia），即无法感受到触摸。

我们通过关注这些疾病了解到，外围感受器需要借助特定的基因程序来构造。基因中的一个小小故障就可能终止程序，导致大脑无法接收特定的数据流。

通用大脑皮质（all-purpose cortex）假说为"生物如何在进化过程中添加新的感官技能"这一问题提供了一个思路：随着外围设备的突变，新的数据流会进入大脑的某些区域，并使该区域神经连接的处理机制开始工作。

LIVE‖RED　　**想添加新的感官技能，只需要开发新的感觉外围设备。**

这就是为什么我们总能在整个动物王国中发现千奇百怪的外围设备，每一种都是经过了数百万年的进化才形成的。如果你是一条蛇，你的 DNA 序列会为你配备能接收红外线的颊窝①；如果你是一条线翎电鳗，你的遗传密码就会

---

① 蛇类的热能感测器官，因蛇的种类不同而存在位置差异。当该器官中的感热细胞探测到外界热能，如温血动物时，会将热能转化为视觉，在视觉器官呈现出相应的立体影像。——译者注

让你拥有电传感器，以接收电场内的波动[①]；如果你是一只寻血猎犬，你的基因编码会为你准备一只满布嗅觉感受器的大鼻子；如果你是一只虾蛄，你会被基因指示着长出带有 16 种感光器的眼睛；星鼻鼹鼠的鼻子上有 22 个手指状的附器，使它能充分感知周围环境，并构建出自己活动的地下隧道的 3D 模型；奶牛以及许多鸟类、昆虫都有磁感受，以定位地球的磁场。

难道为了适应种类繁多的外围设备，大脑每次都得重新设计吗？我认为并不是。在进化的过程中，随机的基因突变引入了特殊的新型传感器，而作为接收器的大脑只需要设法利用它们。一旦大脑运作的原理确立了，大自然就只需要在设计新传感器方面费工夫。

上述观点让我们知道，人类现在的外围设备，如眼睛、鼻子、耳朵、舌头和指尖，并不是我们能拥有的外围设备的标配。我们只是在漫长而复杂的进化道路上将其继承下来了而已。而且，我们也并非一定要把现在这套传感器一直用下去。毕竟大脑能将不同种类的输入信息汇总起来。这不禁让我们思考：某一感官通道是否能携带另一感官通道传递的信息？假如你从摄像机中获取了影像数据，又将其转化为皮肤上的触感，可能吗？大脑能否仅通过触觉来解读视觉信息？

欢迎来到比虚构小说更加光怪陆离的感官替代世界。

让盲人用背部触觉辨别人脸

通过不同于以往的感官通道将数据输入大脑（见图 4-7），听起来不可思议，但早在半个多世纪前，《自然》杂志就已经刊登了首篇论证这一观点的论文。

---

① 该功能是为了确定周围物体的存在、位置（电定位）及通信等。——译者注

1958 年，一位名叫保罗·巴赫 - 利塔（Paul Bach-y-Rita）的医生得知了一个不幸的消息，他的父亲——一位 65 岁的教授突发严重的脑卒中。老教授坐在轮椅上，几乎无法说话，也无法移动。在那之后，巴赫 - 利塔和他在墨西哥大学攻读医学的弟弟想方设法地帮助父亲恢复，并一起开创了一种特殊的、一对一的康复计划。

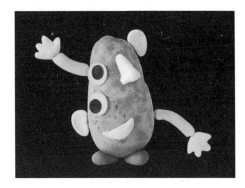

图 4-7　感官替代：通过不同于以往的感官通道将信息输入大脑

正如巴赫 - 利塔所说："真是爱之深责之切。弟弟会把一些东西扔在地板上，然后让父亲把东西捡回来。"[10] 他们会让父亲试着打扫门廊，哪怕是在邻居们诧异的目光注视下。但是，对他们的父亲来说，完成这些任务是值得的。正如巴赫 - 利塔转述的父亲的原话："我这个无用之人正做着一些有用的事。"

脑卒中患者通常只能部分恢复甚至完全不能恢复，所以兄弟俩尽量不抱有任何不切实际的希望。他们知道，一旦脑组织在脑卒中后发生坏死，就再也无法恢复如常了。

他们父亲的恢复程度却出乎意料。这位老教授不但重新回到了岗位上，还在许多年以后才意外去世——在哥伦比亚海拔近 3 000 米的高山上徒步旅行时突发心脏病。父亲的恢复程度给巴赫 - 利塔留下了深刻的印象，这也成了他生命中的一个重要转折点。

LIVEWIRED　**即使大脑的一部分永远坏死了，大脑也可以重新训练自己，让其他部分来接管这部分原先的功能。**

　　于是，巴赫－利塔辞去了美国旧金山史密斯－凯特韦尔（Smith-Kettlewel）视觉研究中心的教授职位，去圣克拉拉谷医疗中心（Santa Clara Valley Medical Center）做了一名康复医学科的住院医师。他想通过研究像他父亲这样的脑卒中患者，弄清楚大脑需要什么才能完成重塑。

　　到 20 世纪 60 年代末，巴赫－利塔开始推进一个大多数同事都嗤之以鼻的计划。在实验室里，他让一位盲人参与者坐在经过改装的牙科治疗椅上，椅子的靠背上嵌有一个 20×20 的刺激点矩阵，矩阵由 400 个特氟龙尖端组成，这些尖端可以通过机械螺线管进行伸缩。在盲人头顶上，有一台被固定在三脚架上的摄像头，它拍摄到的影像会被转换成信号，经由特氟龙尖端去刺激参与者的后背（见图 4-8）。

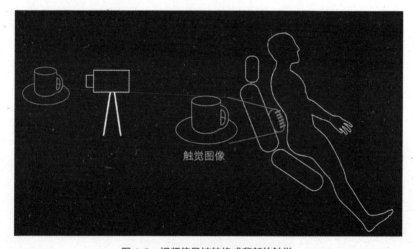

图 4-8　视频信号被转换成背部的触觉

　　当摄像头扫过不同物体时，坐在治疗椅上的盲人仔细地留意着背部的感受。经过几天的训练，参与者已经能很好地根据背部触觉来识别物体了。这很像在背上画画的游戏，即一个人用手指在另一个人背上画画，然后问被画的人，刚刚画的是什么。这种体验不完全像视觉，但也算是个开始。

巴赫－利塔的实验显示，盲人可以学会通过触觉来辨别水平线、垂直线和对角线。受到更多训练后，盲人还学会了分辨简单的物体，甚至是人脸，仅通过背部触觉。他在《自然》杂志上发表了此项实验成果，文章的标题足够轰动——《触觉图像投影的视觉替代》(Vision Substitution by Tactile Image Projection)。文章一经发表便引得学界震动，感官替代的新时代就此开始了。[11]巴赫－利塔简明地总结了他的发现："大脑能处理来自皮肤的信息，就好像这些信息来自眼睛。"

此后，巴赫－利塔与他的同事又对这项实验做了一个简单的改进，给感官替代技术带来了巨大的突破：他们不再把摄像头固定在椅子上，而是允许盲人参与者用自己的意志来控制"眼睛"看向哪里。[12]为何做这种改进呢？因为只有与世界产生互动时，人才能更好地学习感官输入，所以如果参与者可以自主控制摄像头，就能在自己的肌肉输出和感官输入之间建立起回路。[13]

LIVEWIRED　**感知不应该被理解为被动接收，而应是一种积极、向外探索的方式，也就是将特定的行动与反馈到大脑的具体变化相匹配。**

对大脑来说，无论是通过眼外肌移动眼球来获得视觉，还是通过手臂肌肉旋转摄像头来获得触觉，建立循环的方式并不重要。大脑最关注的始终都是如何建立起输出与输入之间的映射关系。

大脑只关心谁来了，不关心是怎么来的

这项实验参与者的主观体验是，被观察的物体仍是位于"外面"的，而不是在背部的皮肤上。[14]换句话说，这有点像真实的视觉。就像你在咖啡店见到朋友，是他的脸影响了你体内的光感受器，但你并不会觉得这些信号来自你的眼睛，反而会觉得是他正站在远处向你招手。这就和改装过的牙科治疗椅上参

与者的主观感受有着异曲同工之处。

　　巴赫－利塔的实验是第一个进入公众视野的感官替代实验，它却不是人类对感官替代的首次尝试。19 世纪 90 年代末，在世界的另一端，一位名叫卡兹米尔兹·库拉图斯基（Kazimierz Kuratowski）的波兰眼科医生为盲人发明了一种名叫 Elektroftalm（希腊语，意为"电 + 眼睛"）的设备。他将一个光电池放置在盲人的前额，光电池接收的光线越多，参与者耳中听到的声音就越大。根据声音的强弱，盲人可以分辨出哪里亮、哪里暗。

　　可惜的是，这个设备又大又重，而且分辨率只有一个像素，所以没有获得更多关注。但到了 1960 年，库拉图斯基的波兰同事接手后，实验有了质的飞跃。[15] 他们意识到听觉对盲人来说至关重要，于是尝试通过触觉来传递视觉信息。他们设计了一个安装在头盔上的振动马达系统，刺激盲人的头部，"画"出摄像头拍摄到的影像（见图 4-9）。盲人参与者可以在专门准备的房间里活动，房间内的油漆增强了门框和家具边缘的对比度。实验很成功，但遗憾的是，就像所有的早期发明一样，这个设备很笨重，而且在使用过程中会发热。所以，实验还得继续，但至少在那时，已经出现了证明感官替代法有效的关键证据。

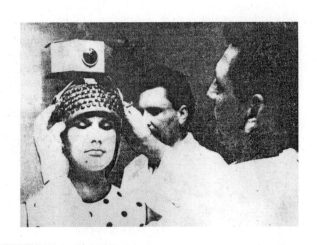

图 4-9　将摄像头的图像转换为头部振动的 Elektroftalm 设备

为什么这些奇怪的方法能奏效呢？因为输入大脑的无论是眼睛的光子、耳朵的声波还是皮肤的压力，都会被转换成电信号这一"通用货币"。只要传入的尖峰信号所携带的数据代表着外界的重要信息，大脑就能学会如何解读它，而并不在意它是通过何种渠道输入的。2003 年，巴赫－利塔在美国公共广播公司（PBS）的一次采访中这样描述：

> 当我看着你时，你的影像最多只能到达我的视网膜。在此之后，它会变成尖峰信号——沿着神经脉冲继续完成从视网膜到大脑，再到大脑的其他部分的旅程。这些尖峰信号本质上与大脚趾上传来的脉冲没有任何不同，如果你能训练大脑将它们携带的信息以及它们的频率和模式一一提取出来，你就不需要依赖眼睛看世界了。

换句话说，对于失去正常视力的大脑，皮肤可以成为输入视觉数据的途径。但这到底是如何做到的呢？

一招鲜，吃遍天

大脑皮质上面那些沟沟坎坎看起来都差不多，但对大脑进行扫描或将微电极插入大脑中柔软的组织时会发现，不同类型的信息潜伏在不同的脑区。这些差异使神经学家能标记出不同的脑区：这个区域负责视觉，这个区域负责听觉，这个区域负责左脚大脚趾的触觉，等等。但如果脑区的特化（specialization）只是因为它们输入的特定信息呢？如果视觉皮质具有视觉功能，仅仅是因为它接收到的是视觉信号呢？如果特化是源自输入信息的特征，而不是通过基因的预编码实现的呢？

在这个理论框架中，大脑皮质就像是一个通用的数据处理引擎，只要输入数据，它就会处理并总结规律。[16] 换句话说，大脑皮质愿意接受从任何端口输入的信息，并对其运行相同的基本算法。在这种观点中，大脑皮质没有预先指定的视觉、听觉等区域。因此，无论一个生物想感知声波还是光子，它需要做的都是将接收信号的纤维束插入大脑皮质，然后大脑皮质的 6 层体系就会运行一个基本算法来提取恰当格式的数据。所以说，是数据造就了不同的脑区。这就是大脑皮质各个区域看起来都差不多的原因，它们原本就是一样的。

LIVEWIRED **大脑皮质的任何区域都是通用的，这意味着它有发展出各种功能的潜力，只是取决于输入的是什么信号。**

因此，如果大脑中有一块区域专门负责听觉，那只是因为其外围设备——耳朵，通过神经连接到该区域的皮质并发送听觉信息。这并非必然是听觉皮质，只是因为耳朵传递的信息决定了它的命运。想象在一个平行世界里，神经纤维携带着视觉信息输入这个区域，那我们就会在教科书上将其标记为视觉皮质。换句话说，大脑皮质对它得到的所有输入进行的是标准操作。乍一看，大脑有着被预先设定好的感官区域，但实际上只是因为输入信息的不同。[17]

以美国中部海鲜市场的分布为例，有全是鱼素者（只吃鱼的素食者）的城镇，有寿司店遍布的城镇，也有开发出新式海鲜食谱的城镇——我们就将这些城镇称为初级渔业区吧。

为什么地图上将这些地方标为初级渔业区，而不是其他地方？因为那里有河流，盛产鱼类。顺着这个思路，你可以把鱼想象成沿着河流数据线流动的信息，海鲜餐厅自然也会顺着有鱼的河道分布。没有立法机构规定海鲜市场应该在哪里，它们只是自然而然地出现在了鱼类汇集处。

这些例子不禁让我们假设，某一块脑组织，如听觉皮质，其实并不特别。那么，如果在胚胎中切下一块听觉皮质移植到视觉皮质中，它还能正常工作吗？这正是 20 世纪 90 年代初开始的若干动物实验所证明的，即那些移植到视觉皮质的组织，其外观和功能很快就和原先的视觉皮质一样了。[18]

此后，类似的实验不断推进。2000 年，麻省理工学院的科学家将雪貂眼睛输入的信息连接至其听觉皮质，让听觉皮质接收视觉信息（见图4-10），结果怎么样呢？听觉皮质开始调整其回路，模仿初级视觉皮质的神经连接。[19] 这只经过神经重连的雪貂用听觉皮质来处理输入的视觉信息，就像正常视觉皮质所做的那样。这一结果告诉我们，输入信息的模式决定了大脑皮质的命运。

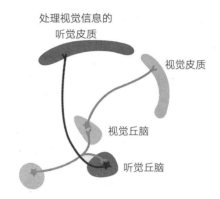

处理视觉信息的听觉皮质

视觉皮质

视觉丘脑

听觉丘脑

图 4-10　将视觉神经连接到听觉皮质

雪貂大脑中的视觉神经被连接到听觉皮质，然后听觉皮质就开始处理视觉信息了。

LIVEWIRED　**大脑会动态地自我重连，以最好地对应输入的数据并最终发挥作用。[20]**

经过数百项关于组织移植或输入重连的研究，我们得到了这样一个模型：大脑是一种通用计算设备，是一台对数据流执行标准操作的机器，无论这些数据携带的信息是视觉（一闪而过的兔子）、听觉（电话铃声）、味觉（花生酱的味道）、嗅觉（意大利香肠的气味）还是触觉（丝绸掠过脸颊），大脑都会对其加以分析，并结合实际情况思考（"我"能对此做些什么？）。这就是为何盲人可以很好地处理新途径输入的信息，哪怕这些信息来自背部、耳朵或前额。

舌头，出色的脑机接口

在 20 世纪 90 年代，巴赫 - 利塔和他的同事设计出了比之前使用的改装牙科治疗椅更灵巧的实验设备，一种叫作 BrainPort（意为"大脑端口"）的小型设备（见图 4-11）。[21] 他们在盲人参与者的额头上安装了一个摄像头，摄像头连着一台放置在舌头上的"显示器"，也就是一个约 3 平方厘米的电极刺激点矩阵。"显示器"会根据像素的位置和亮度，通过不同位置的电极，发出强弱不等的微电流来刺激舌头，感觉就像孩子们吃跳跳糖一样。明亮像素通过舌头上对应点位的强电流刺激来编码，灰色像素通过中等电流刺激来编码，黑暗像素则通过无刺激来编码。BrainPort 提供了以 20/800 的视敏感度来辨别物品的能力。[22]

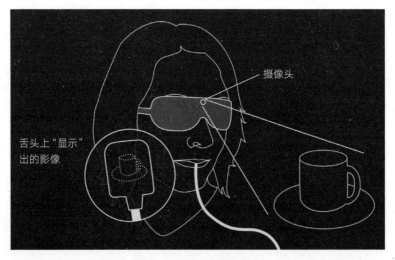

舌头上"显示"出的影像

摄像头

图 4-11　用舌头"看"世界

根据参与者的反馈，他们最初感觉到的舌上刺激只是一些无法识别的边线和形状，但他们慢慢学会了进一步识别这些刺激，就能逐渐辨别出外界物体的诸多特征，如距离、形状、运动方向和大小等。[23]

我们通常认为舌头是味觉器官，实际上它同样充满了触觉感受器，可以感受食物的质地，这让舌头成为一个出色的脑机接口。[24] 与其他视觉、触觉外围设备一样，舌头上的电极矩阵让我们明白，视觉不是出现在眼睛里，而是出现在大脑中。当扫描受过训练的盲人或视力正常的参与者的大脑时，研究者发现，来自舌头的电触觉刺激会激活大脑中通常与视觉活动相关的区域。[25]

与改装牙科治疗椅背部的特氟龙尖端矩阵一样，使用 BrainPort 的盲人逐步体验到了场景的"开放性"和"深度"，他们能"看见"物体就在"那里"。换句话说，这个"看见"的过程不限于对舌头上发生的事件进行认知"翻译"，即从触觉信息到视觉信息，更是直接成为一种感知体验。他们的主观体验不是"我感觉到舌头上的编码模式正在告诉我旁边有人"，而是"我直接就能知道我的爱人正在穿过客厅"。

如果视力正常，你眼睛的工作原理是，视网膜中的电化学信号被输送到大脑，你就能直接感知到朋友正在向你招手、刚刚有辆法拉利飞驰而过，或者一只红色的风筝正在蔚蓝的天空中飞翔。其实，是所有活动来到了你的感觉探测器的表面，你就能感觉到那些事物就存在于那里，至于探测器是眼睛还是舌头并不重要。正如盲人参与者罗杰·贝姆（Roger Behm）的 BrainPort 体验一样：

> 去年，我第一次来到这里时，我们正在厨房里忙活。我有点儿激动，因为我已经 33 年没看见过东西了。当时，我"看"到了不同大小的球。我的意思是，我真的"看"得见它们，我可以伸手抓住它们，而并非摸索或感觉它们。我把球拿起来，看看杯子，举起手，把球准确地扔进了杯子里。[26]

现在你大概可以猜到，触觉输入几乎能发生在身体的任何部位。日本的研究者开发了一种触觉矩阵的变体，即前额视网膜系统（见图 4-12），它能将影像信息转换为刺激前额的点阵。[27] 为什么是前额？因为前额在一般情况下没有更紧要的用途。另一种设备则是在腹部放置了一个振动刺激矩阵，用振动强度来表示其到最近物体的距离。[28]

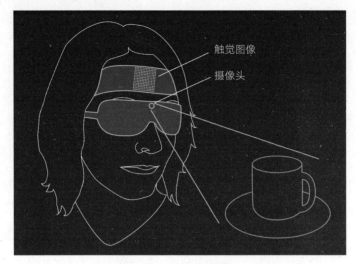

触觉图像

摄像头

图 4-12　前额视网膜系统

这些设备都基于一点，即大脑可以轻松自如地处理从触觉通道输入的视觉信息。事实证明，触觉也不是唯一有效的替代策略。

用耳朵观察房间

几年前，在我的实验室里，唐·沃恩把他的手机举在身前，闭着眼睛行走，却没有撞到东西。因为沃恩耳机里传出来的声音把视觉世界转换为了"声景"①，也就是说，他正在学习通过耳朵来观察房间。只见沃恩轻轻地将手机在面前移动，像是第三只眼睛，也像一根微型手杖；然后，再把手机转几下，以获取他需要的信息。这是我们对盲人能否通过耳朵接收视觉信息的测试之一。虽然你以前可能没有听说过这种治疗失明的方法，但这个想法早在半个多世纪前就已经出现了。

---

① Soundscape（声音景观）区别于 landscape（视觉景观），形容人类感知到的声音造就的环境景象。——译者注

1966 年，一位名叫莱斯利·凯（Leslie Kay）的教授被蝙蝠巧妙的回声定位系统深深吸引了。他知道有些人可以学会回声定位，但有难度。所以，他设计了一副笨重的眼镜，来帮助盲人群体获得这种功能（见图 4-13）。[29]

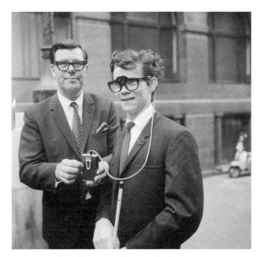

图 4-13　超声波眼镜

盲人参与者（右）戴上了莱斯利·凯教授的超声波眼镜。另一个人戴的就是一副厚些的正常眼镜，并没有发射超声波的功能。

这种眼镜会向周围环境发出超声波。由于波长较短，超声波反射回来时可以携带各种小型物体的信息。眼镜上的电子设备负责捕捉反射回来的超声波，并将其转化为人类可以听到的声音。这些声音的音调表示物体的距离，高音代表远处的东西，低音代表附近的东西；音量则表示物体的大小，响亮意味着物体很大，反之意味着物体很小；清晰度则用来表示物体的纹理，纯净的声音代表物体很光滑，类似收音机杂音那般嘈杂的声音则说明物体较为粗糙。戴上眼镜后，参与者学会了成功地躲避物体。然而，由于设备的分辨率低，莱斯利·凯和他的同事认为，这项发明目前更适合作为导盲犬或拐杖的补充，而非替代品。

尽管这副眼镜对成年人的作用相对有限，但考虑到婴儿的大脑具有较强的可塑性，研究者仍然期待探究幼年期的大脑能在多大程度上学习、理解眼镜传回的信号。在 1974 年的美国加利福尼亚州，心理学家 T. G. R. 鲍尔（T. G. R.Bower）就使用了改良版的"莱斯利·凯的眼镜"来测试这一想法。

实验参与者是一个 16 周大、先天性失明的婴儿。[30] 第一天，鲍尔给婴儿戴上眼镜，然后拿起一个物体，在婴儿的鼻子前慢慢地移动。当他第四次移动物体时，婴儿的双眼向内转，看向鼻尖，就像正常视力者发现有东西靠近脸部时一样。当鲍尔把物体移远时，婴儿的眼睛就又分开了。如此重复几次之后，当物体靠近时，婴儿开始举起双手，似乎想够到这个物体。而当物体在婴儿面前左右移动时，婴儿会转动头部，跟着物体移动，并试图抓住它。在研究结果中，鲍尔还提到了其他几种行为：

> 婴儿戴着眼镜，面对着他那"会说话的妈妈"（指移动着的物体，因其图像信号会被转换为声音，婴儿认为物体在"说话"）。他会慢慢转过头，把"妈妈"从声场中移开；然后又慢慢把头转回来，重新让"妈妈"进入声场。他这样重复了好几次，还一直咧着嘴笑。3 位观察者都觉得婴儿在和"妈妈"玩躲猫猫的游戏，并从中获得了巨大的乐趣。

他接着报告了接下来几个月取得的显著成绩：

> 在经历了这些初期探索后，这个婴儿的视力发育水平几乎与正常的婴儿相当。通过超声波引导，他似乎可以在不接触物体的情况下识别出最喜欢的玩具。他在 6 个月大的时候开始使用双手拿东西；8 个月大的时候，他已经会寻找藏在另一个物体后面的东西了……先天失明的婴儿通常做不到这些。

你可能会好奇，为什么以前从没听说过有人使用这些设备呢？正如我们前面描述的那样，这些设备既复杂又笨重，分辨率也相当低。[31] 此外，成年人使用超声波眼镜的效果通常不如儿童，这个问题我们将在第 9 章再讨论。可见，感官替代的概念诞生后，还需要有适合的条件才能有大的发展。

全球普及感官替代设备正成为可能

20 世纪 80 年代初，荷兰物理学家彼得·梅杰（Peter Meijer）接过了研究的接力棒，继续探索把耳朵当作传递视觉信息通道的方法。他想知道是否可以将视频信号转换成声音，而不是使用回声定位。

梅杰见过巴赫－利塔将视频输入转换为触觉的过程，但他认为，耳朵接收信息的能力可能更强，而缺点就在于，从视频到声音的转换可能没那么直观。毕竟，在巴赫－利塔的改装牙科治疗椅上，一个圆圈、一张脸或一个人都可以转换为皮肤上的直接刺激，那么该如何将数百像素的视频转换成声音呢？

1991 年，梅杰研发了一套连接台式计算机的感官替代设备。1999 年，他进一步研发出一套可穿戴的设备，包括一副带有摄像头的眼镜和一台夹在腰带上的便携式计算机。梅杰把这套设备命名为 vOICe，"OIC" 代表 "Oh, I See"（噢，我看见了）。[32] 该设备的算法通过三个维度来发出与物体对应的声音：物体的高度由声音的频率来表示；水平方位通过对物体输入水平扫描的时序来表示，即想象声音在耳朵中从左到右移动，就像用眼睛扫描场景，时序的前后代表物体的左右；亮度则由音量来表示。通过这种算法，vOICe 可以捕捉到约 60 × 60 像素灰度的视觉信息。[33]

试想一下盲人使用这种眼镜的体验。刚开始，一切听起来都非常不和谐。当盲人在环境中移动时，设备的声音听起来就像连续的 "嗡嗡嗡"，陌生而无用。但使用一段时间后，他们就会知道如何使用声音来导航了。刚开始的这段时间就像一种认知练习，让他们学会努力将声音转换成有用的场景景象。

　　精彩的还在后头。在使用 vOICe 几周或几个月后，盲人的表现越来越好了。[34] 这不仅因为他们记住了信息转换的方法，更因为他们在某种意义上已经在 "看" 世界了。他们正以一种奇特的、低分辨率的方式体验视觉。[35] 其中一位 20 岁时失明的 vOICe 使用者这样描述她的使用感受：

　　　　你会在 2 ～ 3 周内形成对声景的感觉。3 个月左右，你应该可以开始看到环境中的闪光，通过观察它们来识别事物……这就是视觉。我知道视觉是什么样的，我还记得。[36]

　　想用好这种设备，关键在于严格的训练。就像人工耳蜗一样，大脑开始理解这些陌生信号之前，可能需要数月的时间去学习。一旦学会了，我们就能在脑成像中观测到大脑的变化了。大脑的一个特定区域（枕叶外侧皮质）通常会对形状信息做出反应，无论信息是通过视觉还是触觉输入的。在参与者佩戴眼镜几天后，这个脑区就会被声景激活。[37] 可以说，参与者表现的提升程度基本与大脑的重塑程度同步。[38]

　　换句话说，大脑知道如何从输入的信号中提取形状信息，而不必考虑这些信号输入的途径，无论是视觉、触觉还是听觉。探测器的细节并不重要，重要的是它们所携带的信息。

　　到了 21 世纪初期，一些实验室开始开发出把视频输入转换为音频输出的手机应用程序，帮助盲人通过耳机里的声音 "观看" 手机摄像头拍摄的世界。例如，vOICe 作为应用程序，现已可以在世界各地的手机上免费下载了。

　　vOICe 并不是唯一的视觉 - 听觉转换方案，近年来，这类技术已经大量涌现。例如，应用程序 EyeMusic 利用音乐的音高来表示像素的上下位置，像素越高，音高越高；声音长短表示像素的左右位置，短音代表左边的东西，长音代表右边的东西；颜色则由不同的乐器来表达，如白色（人声）、蓝色（小号）、红色（风琴）、绿色（簧片）、黄色（小提琴）。[39] 还有研究小组正在开发其他类似的应用程序，例如将场景的中心放大，就像人眼看东西时那样；或者模拟回声定位、采用依赖距离的音量调制……点子层出不穷。[40]

无处不在的智能手机已经将大千世界从笨重的计算机缩到了小小的裤子口袋中，这不仅提高了效率和速度，还让感官替代设备的全球普及成为可能。目前，仍有 87% 的视障人士生活在发展中国家，平价的感官替代应用程序却可以覆盖全球，不需要考虑持续生产、物流运输、库存补充或不良医疗反应等诸多成本。这样一来，神经重组技术就能得到平价快速的推广，以应对全球卫生挑战。[41]

盲人可以利用舌头或手机的耳机来"看"东西，这似乎令人难以置信。但别忘了盲人是如何阅读盲文的。起初，盲人只是触摸纸上的凸点，但很快就不止于此了，大脑超越了媒介（盲文的凸点）的细节，开始直接感知盲文所表达的意义。到了这一步，盲人读盲文的体验已经与你读书没什么不同了，就像你的眼睛正读着这篇文章，尽管这些文字不过是些任意的形状，但你已经超越了媒介（文字）的细节，直接理解了文字所表达的意义。

那些第一次使用"舌显示器"或超声波耳机的人需要学会将输入的数据翻译为另一种感觉信息，因为那些由视觉输入的信息（比如一只嘴里叼着骨头的狗正走进客厅）起初很难让使用者明白是何种含义，就好像神经在用难懂的外语传递信息。但只要经过足够的练习，大脑最终将能翻译那些信息，一旦它做到了，使用者对视觉世界的理解就会变得简单直接。

新感官背心，替补身体受损的"零件"

鉴于世界上 5% 的人患有致残性的听力受损，研究者许多年前就在研究其中的基因问题了。[42] 遗憾的是，目前已经发现的与此相关的基因有 220 余个。对那些想快速解决问题的人来说，这一消息令人沮丧，但也在意料之中。毕竟，听觉系统就像由无数精细音符协同奏出的交响乐，与其他任何复杂系统一样，有数百种可能被破坏。只要有任何一个环节出了问题，整个体系就会受损，而结果都会体现为"听力受损"。

许多研究者正在探索如何修复这些单独的零部件，我们不妨从大脑动态重连的角度来想想解决之道：感官替代法能不能帮上忙？基于这个想法，我和我之前的研究生斯科特·诺维奇（Scott Novich）试图帮助聋人群体实现感官替代。我们开始开发一些不显眼的设备，不显眼到没人会发现你戴着它。为此，我们将高性能计算的新技术应用到一种安装在背心里的听觉 - 触觉转换设备中，并称其为新感官背心（neosensory vest）。它将捕捉你周围的声音，并将其转换为贴近皮肤的马达的振动，如此一来，使用者就可以切身感受到周围的有声世界（见图 4-14）。

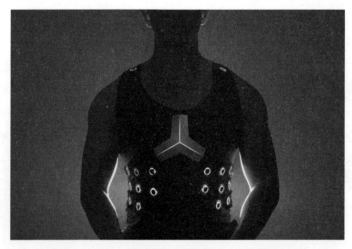

图 4-14　将声音转换成皮肤上的振动模式的新感官背心

你可能会奇怪，这样的设备有用吗？请注意，你的内耳就是在做类似的事，它会把声音分成从低到高不同的频率，然后将这些数据输送到大脑进行进一步解析。从本质上说，新感官背心只是把内耳移植到了皮肤上。

皮肤是一种复杂到令人难以置信的计算材料，但我们在现实生活中却不怎么使用它。如果这种材料是在硅谷的工厂里合成的，肯定花大价钱才能买到；而现在它就藏在你的衣服下面，却总是被忽视。你可能想知道，皮肤是否有足够的带宽来传输所有的声音信息。

毕竟，耳蜗是一个精巧的特殊结构，是捕捉和编码声音的杰作；相比之下，皮肤更注重其他功能，而且其空间分辨率很差。若是将内耳的等量信息转由皮肤传达，则需要几百个振动马达才能实现，多到一个人身上都装不下。但将声音信息压缩，不到 30 个马达就够了。这是怎么实现的呢？压缩就是把重要信息以最精简的方式提取出来。比如，用手机打电话，对方会听到你的声音，但你的声音信号并不是直接传过去的，而是经过了手机每秒 8 000 次的数字采样（瞬时录音），压缩算法再从成千上万的数据中提炼出重要信息，而后才会被发送到手机信号塔。利用类似的压缩技术，新感官背心捕捉声音后通过贴近皮肤的多个马达将压缩并转换后的声音"播放"给使用者。[43]

新感官背心的第一位使用者是 37 岁的乔纳森（Jonathan），他天生失聪。我们让乔纳森使用新感官背心训练了 4 天，每天花 2 小时学习 30 个单词。到了第五天，为避免乔纳森读唇，诺维奇遮住自己的嘴并说出"触摸"（touch）一词，乔纳森随即感受到了皮肤上传来的复杂振动，并在白板上写下了"触摸"。然后诺维奇又说了"哪里"（where）一词，乔纳森也能写出来。

尽管乔纳森可以将复杂的振动模式转化为对单词的理解，但他并非在有意识地对振动进行解码，因为这种模式太复杂了。相反，是他的大脑正在学着自动解锁这种模式。当我们换一组新单词时，乔纳森仍然表现良好，这表明他不是在简单地记忆哪种振动对应哪个单词，而是在学习如何"听"。换句话说，如果你听力正常，我对你说一个新单词"schmegegge"（假词，无实义），你也能听得很清楚，但不是因为你曾记住了它，而是因为你学会了如何听。

我们已经将这项新技术应用到了许多其他的设备上，比如儿童胸带（见图4-15）。我们一直在对一群 2 ～ 8 岁的聋哑儿童进行测试，他们的父母几乎每天都会发来最新视频。

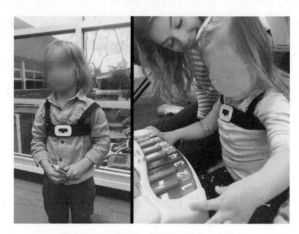

图 4-15　正在使用振动胸带的两个孩子

起初，我们并不清楚这个设备是否有效，但后来发现，当有人弹奏钢琴时，孩子们会停下来聆听。不仅如此，这些孩子也开始发出一些声音，因为他们自出生以来第一次形成了听觉闭环：发出声音，并立即将其记录为一次感官输入。

虽然你已经不记得了，但这就是你在婴儿时期训练使用耳朵的方式。你咿咿呀呀、咕咕哝哝、拍拍小手、敲打婴儿床的栏杆……之后，你脑袋两侧的独特传感器（耳朵）就会收到反馈。就这样，你将自己的行为与结果联系起来，以解读输入的信号。所以，如果你正佩戴着振动胸带，当你大声说"敏捷的棕色狐狸"时，就能同时感觉到相应的振动，这就能让你的大脑学会建立两者的对应关系，并慢慢理解这种奇怪的振动语言。[44] 我们稍后将看到，预测未来的最好方法就是创造未来。

我们还开发出一款只有 4 个振动马达的腕带，名为 Buzz（意为"嗡嗡声"）。它虽然分辨率比较低，但更加实用。一位名叫菲利普（Philip）的听障使用者向我们分享了他在工作中佩戴 Buzz 的经历。那是关于忘记关闭空气压缩机的事情。

　　以前，我在离开厂房时时常忘记关闭空气压缩机，然后我的同事就会提醒我："嘿，你忘了，空气压缩机还开着呢！"但有了 Buzz 以后，我自己就能感觉到有东西还在运行，然后发现是空气压缩机。现在，我已经可以反过来提醒同事们不要忘记关空气压缩机了，他们都很纳闷："怪了，你是怎么知道的？"

菲利普说，现在他已经能分辨出狗叫声、水龙头流水声、门铃声和妻子喊他名字的声音了（她以前从来不会这样做，但现在也已习惯了）。在菲利普佩戴 Buzz 6 个月后，我采访了他，并仔细询问了他，是感觉到手腕上嗡嗡作响后要想想如何将其转化为听觉，还是一种更直接的感知？换句话说，当街上响起警报声时，他是先感觉到皮肤上有振动，然后再想"哦，这是警报声"，还是直接知道有一辆救护车？菲利普明确回答，是后者，"我在大脑中感知到声音"。当你看到一个杂技演员时，不需要计算射入眼睛的光子；当你闻到肉桂味时，也不需要破译你鼻黏膜上的化学分子，体验总是即时的，恰如菲利普"听到"世界一般。

所有的信息都可以通过触觉输入

　　将触觉转换成听觉的想法并不新鲜。早在 1923 年，美国西北大学的心理学家罗伯特·高尔特（Robert Gault）就听闻，有位聋哑且失明的 10 岁女孩声称自己可以像海伦·凯勒（Helen Keller）那样通过指尖感觉到声音。高尔特半信半疑，对她进行了实验。他先是堵上女孩的耳朵，再用毛毯把她的头包起来（高尔特的研究生说，这样女孩就听不见了）。然后，他让女孩把手指放在名为 Portophone（意为"便携式电话"，一种传声器）的膜片上，而他坐在壁橱里通过设备与她对话。女孩唯一能知道他所说内容的方法就只剩指尖的振动了。高尔特说：

> 在说完每个句子或问题后，我们会拿下包住女孩的毛毯，她会向助理复述刚才的话，其中虽然有几个无关紧要的误差，但我认为答案已经很明显了，她确实能通过手指的振动识别人类的声音。

高尔特提到，他的同事曾经成功通过一根 4 米长的玻璃管与人交流。在耳朵被堵住的情况下，一个经过训练的参与者可以通过放在管子一端的手掌的振动来识别管子另一端另一个人说的话。通过这些观察，研究者试图制造出触觉 – 听觉转换设备，但在过去的几十年里，这种机器太笨重、计算能力又太弱，并不实用。

20 世纪 30 年代初，美国马萨诸塞州一所学校的教育工作者为两个聋盲学生找到了一种交流的新方法。由于耳聋，他们需要依靠一种方法来读懂说话人的唇语，但同时由于眼盲，他们无法看到唇语。因此，教育工作者就让聋盲学生把一只手贴在说话人的脸和脖子上，其中拇指轻触嘴唇，其他手指则呈扇形展开，放在脸颊至脖子的位置。这样，他们就能感觉到说话人嘴唇的闭合、声带的振动，甚至从鼻孔里流出的气息。这两名学生叫泰德（Tad）和奥玛（Oma），所以这种方法被命名为泰多玛（Tadoma）。后来，成千上万的聋盲儿童都学会了这种方法，并且他们对语言的理解能力几乎达到了正常听力者的水平。[45] **由此我们可以看到，所有的信息都可以通过触觉输入。**

20 世纪 70 年代，聋人发明家迪米特里·坎内夫斯基（Dimitri Kanevsky）发明了一种双通道振动触觉设备。该设备有两个安装在手腕上的振动马达，其中一个捕捉低频声波，另一个捕捉高频声波。到了 20 世纪 80 年代，类似的发明在瑞典和美国层出不穷，这也充分展示出动态重连理论的力量。可问题是，这些设备都太大了，马达却太少——通常只有一个，实际作用并不大。[46]直到如今，依托日新月异的嵌入式计算、信号处理、音频压缩、能量存储等技术，研究者才得以开发出能够实时处理复杂信号、平价、可穿戴的触觉设备。

这些触觉设备也有优点。首先是成本低。一次人工耳蜗植入术的费用约为 10 万美元，比如本章开头提到的克洛斯特的耳蜗植入，而现代化的感官替代设备通常只需数百美元就能解决听力受损的问题，这为全球提供了新的解决方案。[47] 其次，植入术是需要开刀的，而振动腕带只需要人们起床后像手表一样把它戴上。[48]

我们有很多理由去利用触觉系统。举个例子，一个鲜为人知的事实是，为了习惯用义肢走路，残疾人要付出艰苦的努力。既然义肢的科技含量很高，为什么使用起来这么困难？答案很简单，你不知道义肢在哪里。健康的腿，可以向大脑传输海量数据，比如腿的位置、膝盖弯曲的程度、脚踝承受的压力、脚的倾斜和扭曲等。但义肢对大脑来说只是一片沉默，大脑完全不了解它的情况。所以，我们在义肢上加装了压力和角度传感器，并将数据输入到新感官背心中。如此一来，使用者就可以像感受正常的腿一样感觉到义肢，继而快速重新学会走路（见图 4-16）。

同样的技术也可以用于腿部失去知觉的人，患有帕金森病和很多其他疾病的人会有此症状。我们用袜子里的传感器来测量运动和压力，然后把数据输入 Buzz 腕带，这样使用者就可以知道自己的脚在哪里、它是否正在承重以及地面是否平坦。

触觉替代还可以用来解决平衡问题。记得巴赫 - 利塔的"舌显示器"吗？它能做的远不止视觉替代。康复咨询师谢丽尔·谢尔茨（Cheryl Schiltz）自从内耳前庭系统因使用抗生素受损后，就失去了平衡感，她总

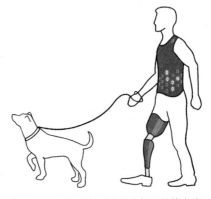

图 4-16　将义肢的信息输入躯干处的皮肤

是摔倒，无法正常生活。后来她听说了一种新技术，一个装有传感器的头盔可以感知头部的倾斜程度。[49] 将头部的方位信息输入舌头的刺激矩阵上：头部直立时，使用者会在舌头中部感受到电刺激；头向前倾斜时，电刺激会向舌尖移动；头向后倾斜时，电刺激会向舌根移动；头部左右倾斜，则电刺激也左右移动。如此一来，一个完全失去平衡感的人就可以利用舌头来保持平衡了。

谢尔茨半信半疑地戴上了头盔，没想到效果立竿见影，她的大脑完全理解了这些奇怪的电信号，使头部和身体保持平衡了。几个疗程后，她和研究团队都意识到这些触觉刺激还有一定的后遗效应，那就是戴上头盔 10 分钟摘下来后，她还能继续保持约 10 分钟的平衡。实验初获成功，谢尔茨非常激动地拥抱了研究者。

之后的改变更令人惊喜。经过一段时间的舌头矩阵训练后，谢尔茨的大脑自我重连了，摘下头盔的后遗效应变得越来越长。她的大脑正在探索如何从那些未被破坏的前庭系统中接收微弱的残存信号，并通过头盔的刺激不断强化它们。几个月后，谢尔茨使用头盔的时间大幅减少。舌头矩阵就像一轮轮的神经训练，帮她更清楚地解读残存信号，建立起必要的技能，最终摆脱对设备的依赖。

感官替代法为弥补感官受损开辟了新的天地，但这只是第一步，我们终将迈入一个超越感官替代，即感官增强（sensory enhancement）的新世界。[50] 到时候，你能使现有感官变得更好、更快、更广，你不仅可以修补破损的感官，还可以增强现有感官的能力。

视觉增强技术

一种治疗设备的设计初衷是使缺损部位恢复正常，这样的研究为何要止步呢？完成一台手术或者安装好一个"配件"后，为什么不试试启动开关，让一个人拥有超越物种的能力呢？这不是凭空想象，我们周围的很多人都有超感官（superpowered sensory）大脑。

2004 年，一位名叫尼尔·哈比森（Neil Harbisson）的色盲艺术家受到视觉 – 听觉转换的启发，在自己头上戴了一个名为 Eyeborg 的电子眼（见图4-17a）。Eyeborg 很简单，可以分析视频信息，将其中的颜色转换为声音（见图 4-17b），再将声音通过耳后的骨骼传入大脑。

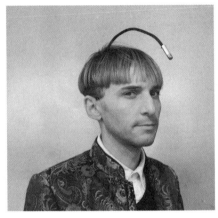

颜色	声音频率
紫外线	高于717.6Hz
紫色	607.5Hz
蓝色	573.9Hz
青色	551.2Hz
绿色	478.4Hz
黄色	462.0Hz
橙色	440.2Hz
红色	363.8Hz
红外线	低于363.8Hz

图4-17a　戴着电子眼的哈比森　　　图4-17b　哈比森的"声色刻度"

图 4-17　通过"声色刻度"来"听到"颜色

声色刻度（sonochromatic scale）显示了摄像头探测到的颜色被转换成声音的频率，涵盖了最高和最低频率的听觉系统，让哈比森能感知到的色域超越了人类视觉系统原本的限制。

因此，哈比森能"听到"颜色，可以识别面前任意物体的颜色。[51] 他会说，"这是绿色"，或者"那是洋红色"。

更妙的是，这款电子眼的摄像头还能探测到可见光之外的光波。当感官通道从视觉转换为听觉后，哈比森甚至可以将自然界中的红外线和紫外线进行编码，并在环境中感知到它们，就像蛇和蜜蜂那样。

在更新护照照片的时候，哈比森坚持不取下电子眼，他认为它是自己身体不可分割的部分。护照办公室没有理会这个请求，依照政策，证件照中是不可以出现电子产品的。但后来，护照办公室收到了哈比森的医生、朋友和同事的声援信。一个月以后，他带着电子眼的形象出现在了护照照片上。哈比森声称自己是第一个获得官方认证的赛博格（"电子人"）。[52]

研究者进一步实施了视觉增强的动物实验。老鼠天生色盲，但如果对其光感受器进行基因改造，它们就能拥有色觉，可以检测和区分不同的颜色。[53] 松鼠猴通常只有两种颜色受体，因此是红绿色盲，但如果在其基因中增加一种人类身上的颜色感光器，它们便可以享受与人类同级别的颜色体验了。[54]

更准确地说，那是一种典型的人类级别的颜色体验。事实证明，一小部分人类女性拥有 4 种颜色感光器，而普通人只有 3 种。这意味着这部分女性的大脑能够利用所有信息产生一些新的视觉体验，比如更多独特的颜色和崭新的混合色彩。[55] 当插入新的外围设备后，更多的信息也会随之涌入，在大脑中占据一席之地。

视觉增强有时也会偶然发生。许多人会去做白内障手术，用人造晶状体代替自己的晶状体。天然晶状体会阻挡紫外线，但人造晶状体不会，因此术后患者会发现自己能看到以前看不到的波长的光。

艾里克·科马尼斯基（Alek Komarnitsky）是一名工程师，曾因角膜病做过晶状体置换手术，据他现在描述，他看到的很多物体都在发出一种其他人看不见的蓝紫色光芒。[56] 刚做完手术的第二天，当看到儿子穿的科罗拉多落基山队短裤时，他就发现了这一点。所有人都认为那条短裤是黑色的，但他看到短裤上有淡淡的蓝紫色光泽。然而，当科马尼斯基把紫外滤光片（UV filter）罩在眼前时，世界就又恢复正常了。同样，当你对着一盏通电的黑光（不可见光）灯时，什么也看不见，而科马尼斯基却能看到明亮的紫色光芒。他的超能力让他看见了可见光谱之外的光，他对日落、火焰和鲜花都有了崭新的颜色体验。

在我们的新感官（Neosensory）公司总部，工程师迈克·佩罗塔（Mike Perrotta）曾将一个红外传感器连接到新感官腕带上。戴上它的第一个晚上，当我走在黑暗中的建筑物之间时，突然感到腕带嗡嗡作响。为什么这里会有红外信号？我猜是代码或硬件出了问题。尽管如此，我还是朝着发出信号的方向看了看，嗡嗡声变得越来越强烈。最后，我在腕带的指引下发现了一个被 LED 灯包围的红外摄像机。通常，这样的摄像机虽在暗处监视着人们的一举一动，却不会被人看见，可只要有一个可穿戴的红外传感设备，人们就能轻松发现红外光谱的世界，就连"隐形"摄像机也无处遁形。

类似的视觉增强技术也被应用在动物身上。2015 年，科学家埃里克·汤姆森（Eric Thomson）和神经科学家米格尔·尼科莱利斯（Miguel Nicolelis）[1]将红外探测器直接植入了老鼠的大脑，并让老鼠完成通过识别和运用红外线进行选择的测试。如果在老鼠的躯体感觉皮质中植入一个探测器，老鼠需要花 40 天的时间来完成测试；另一只躯体感觉皮质里植入了 4 个探测器的老鼠，只花了 4 天时间就完成了测试；而当研究者将探测器直接植入视觉皮质时，第三只老鼠只花了 1 天时间就完成了测试。

上述实验表明，红外输入是另一种可被老鼠大脑利用的信号。获取信息的途径不重要，重要的是信息本身。红外传感器的加入并没有代替或干扰躯体感觉皮质的正常功能，老鼠仍然可以用它的胡须和爪子来感觉环境，这说明新的

[1] 尼科莱利斯是享誉世界的脑机接口先驱，他在《脑机穿越》中讲述了脑机接口如何变革性地改变人类世界的未来，在《脑机革命》中带领读者通过深入理解人脑来窥见人工智能未来的发展方向。这两本书的中文简体字版均已由湛庐引进，分别由浙江人民出版社、浙江教育出版社出版。——编者注

感觉功能与旧的功能可以顺利融合。主持这项实验的博士后汤姆森热情洋溢地阐述了它的重要意义。

> 直到现在我仍很震撼。是的，大脑总是渴望新的信息来源，它竟如此迅速地接纳了这种全新的、完全陌生的模式，这对神经修复领域来说无疑是个好消息。

只要收到新信息，大脑就能找到使用它的方法

在经过漫长而又独特的进化后，人类的两只眼睛长在头部正面，给我们带来了 180° 的视野。相比之下，家蝇的复眼拥有几乎 360° 的视野。如果能够利用现代科技让人类获得家蝇的视野，会是怎样的体验？

法国的一个研究小组已经完成了这项工作，他们开发了一款可以让使用者 360° 看世界的 FlyVIZ 头盔（见图 4-18）。头盔上的摄像头用来扫描全景，并将其压缩后传输到使用者眼前的显示器上。[57] 它的设计者注意到，使用者在第一次戴上头盔后会有一段不太舒服的适应期，但时间非常短。戴上头盔 15 分钟后，使用者就能抓住周围的物体，躲避偷袭他的人，有时还能接住从后面扔过来的球。

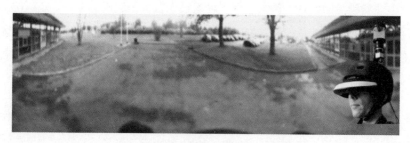

图 4-18　让人拥有 360°视野的 FlyVIZ 头盔

若你不仅拥有 360° 的视野，还能感知到平常无法看见的东西，如黑暗中周围几个人的具体位置，又会如何？

想象一下，一队私人武装力量被空投到一个地区去追捕敌对的机器人，是不是听起来像美国有线电视（HBO）的热播剧《西部世界》的情节？事实上，作为那部电视剧的科学顾问，是我将这些技术融入了剧情中。在第一季的结尾，"接待员"（Host，指机器人）们发动了一场叛乱，所以到了第二季，一支精锐的军事力量被派去平息叛乱。穿着我们制造的新感官背心，这些英勇的战士们能感觉到机器人的方位——在黑暗中，在屏障后面，隐藏在他们最意想不到的地方：在左前方 180 米、背后、墙的另一边……尽管《西部世界》的背景设定在 30 年以后，但这些技术在现代科技背景下已很容易实现，它们能够帮助人类超越自己生来美丽的眼睛的局限，拓展自己的感知范围。

几个月前，我们与谷歌合作进行了一项很酷的实验，让我回想起《西部世界》里的情节。谷歌在几个办公室配备了激光雷达，就是一些自动驾驶汽车顶部的那种可旋转设备。办公室里的激光雷达追踪着每一个移动物体的位置，主要是在办公室里走动的人。

我们把激光雷达连接到新感官背心上，然后把背心给一位失明的年轻人亚历克斯穿上。现在，就像《西部世界》里的战士一样，他能感觉到周围移动的人的位置，甚至拥有了 360° 视野，他瞬间从盲人变成了绝地武士。更妙的是，这段学习曲线几乎为零，因为他马上就获得了这种能力。

除了证明人类的感官可以轻而易举地拓展，亚历克斯的经验也证实了土豆头模型：插入新的数据流，大脑自会找到使用它的方法。亚历克斯的背心、FlyVIZ 的摄像头和被植入红外探测器的老鼠都说明，从生物学的角度来看，传统是无关紧要的，我们可以摆脱遗传基因的束缚。

这样的拓展并不局限于视觉。在听觉领域，从助听器到我们的 Buzz 腕带，各种设备的听力已经超出了人类的正常水平。那为什么不试着扩展到超声波的范围呢？这样人们就可以听到只有猫和蝙蝠才能听到的声音，或是大象才能听到的次声波。[58] 随着听觉科技的进步，再没有任何理由限制感官输入，而处处受限恰好是人类典型的生物特性。

再来说说嗅觉。我们之前提到，猎犬能闻到我们无法闻到的气味。那何不制造一种分子探测器来捕捉不同的物质呢？这样，我们就不需要再养大鼻子的缉毒犬了，因为我们自己就可以直接捕捉到细微的气味。

所有这些技术都为我们打开了通向新世界的大门，发现从前神秘的那些领域。但是，除了拓展感官以强化自身的功能，我们是否也能创造出全新的感官呢？比如，直接感知磁场或者 Twitter 上的实时数据？毕竟，大脑具有非凡的灵活性，直接将这些数据流导入意识也是可能的。到目前为止，我们学到的知识让我们对感官替代、感官增强有了更深的理解，甚至还能让我们跨越这两者，进入感官增加（sensory addition）的领域。[59]

不是感官替代或感官增强，是感官增加

托德·赫夫曼（Todd Huffman）是个生物黑客。他的头发经常染成不同的颜色，除此之外，他的外表和伐木工没什么区别。几年前，赫夫曼网购了一小块钕磁铁 ①。他消毒了钕磁铁、手术刀，还有自己的手，然后把钕磁铁植入了自己的手指。

现在赫夫曼能感知磁场。钕磁铁暴露在电磁场中时会受力，他的神经就会记录下这一感受。人类通常察觉不到的信息，现在正通过手指的感官通道进入

---

① 一种人造磁铁，也是目前具有最强磁力的永久磁铁。——译者注

赫夫曼的大脑。

当赫夫曼第一次伸手去拿电炉上的平底锅时,他的感知世界扩大了。炉子释放出强大的磁场,因为电流正在线圈中运转。赫夫曼以前没有意识到这一点,但现在他能感觉到了。

赫夫曼伸出手就可以探测到电源线变压器的"电磁泡"(就像你笔记本电脑上的那个),他就像在触摸一个无形的气泡,还可以通过手指的移动来描摹它的形状。电磁场的强度是通过钕磁铁在他手指内受力的强度来衡量的。由于不同频率的磁场会影响钕磁铁的振动方式,赫夫曼赋予不同的变压器以不同的特性,比如"质地"或者"颜色"。

另一位生物黑客香农·拉拉特(Shannon Larratt)在一次采访中承认,他可以感觉到通过电缆的电力,因此可以用他的手指来诊断硬件问题而不需要借助电压表。拉拉特表示,如果他的植入物被移除,他会感觉像失明一样。[60] 一个从前无法察觉的世界出现了,在微波炉、电风扇、扬声器和地铁电力变压器周围存在着各种可感知的磁场。

假如你不仅能探测物体周围的磁场,还能探测行星周围的磁场呢?毕竟,动物们就是这么做的。海龟会回到它们孵化的海滩产卵,候鸟每年往返于格陵兰岛和南极洲,在国王或军队之间传递信息的鸽子比人类信使的导航更精准。

俄国科学家亚历山大·冯·米登多夫(Alexander von Middendorff)想知道这些动物是如何施展"魔法"的。1885 年,他推测动物可能使用了一种体内罗盘,"就像船上的指南针,那些空中水手拥有一种体内的磁场知觉,可能与电磁流有关"。[61] 换句话说,动物利用地球的磁场来引导方向。

从 2005 年开始,德国奥斯纳布吕克大学(Osnabrück University)的科学家就试图用可穿戴设备让人类接收电磁信号,于是他们设计出了一条名为

feelSpace（"感觉"和"空间"两个词的组合）的腰带。腰带上有一圈振动电机，指向北方的那个电机会嗡嗡作响。当参与者转动身体时，总能感觉到来自磁北方向的嗡嗡声。

一开始，这些声音就像令人讨厌的噪声，但随着时间的推移，它成了参与者眼中真实的空间信号——一种北方就在那里的感觉。[62] 几周以后，这条腰带改变了参与者的导航方式。他们的方向感得到了改善，有了新的导航策略，还对不同地点之间的关系有了更清晰的认识。对他们而言，周围的环境变得更井然有序，地理位置也更容易记住了。

一位参与者这样描述："在城市里导航很有趣。回来后，我可以回想起所有地方、房间和建筑的相对方位，即使我身处其中时都没有注意到。"[63] 参与者并不是把空间移动当作某种线索，而更像是以上帝视角在规划路线。另一位参与者也说："这不同于单纯的触觉刺激，因为腰带赋予我一种空间感……我凭直觉就能知道我家或者办公室的方向。"换句话说，这种体验不是感官替代（通过不同的渠道提供视觉或听觉），也不是感官增强（使你的视力或听力更好），而是感官增加。这是一种全新的人类体验。参与者还说：

> 在最初的两周，我需要专注于腰带带来的新感觉。后来就成为一种直觉，我甚至可以回想起我曾住过的一些地方和房间的布局。奇妙的是，当我晚上取下腰带时，我仍然能感觉到振动：当我转向另一边时，振动随之移动，这种感觉真神奇！[64]

有趣的是，摘下腰带后，参与者几乎都表示在一段时间内自己的方向感变好了。正像平衡头盔带给谢尔茨的后遗效应那样，当外部设备确认了信号输入后，内部器官接收信号的能力也会得到增强。[65]

这些人的经历在老鼠身上得到了更深入的探索。2015 年，科学家将电子罗盘插入老鼠的视觉皮质后把它们的眼睛蒙住，老鼠很快就学会了如何只依靠头部的方位信号在迷宫中找到食物。[66]

无论接收到什么数据，大脑都会加以利用。

靠着屁股开飞机

1938 年，一位名叫道格拉斯·科里根（Douglas Corrigan）的飞行员修复了一架绰号为"69.90 美元精神号"（the Spirit of $69.90）的飞机，随后他驾驶该机从美国飞往爱尔兰的都柏林。早期的飞机几乎没有导航设备，一般只有一个罗盘加上一根绳子，来指示相对于飞机的气流方向。

对此次飞行，《爱德华兹维尔通讯报》（*Edwardsville Intelligencer*）在报道中援引了一位机械师的话：科里根是一个"靠着屁股开飞机"（fly by the seat of his pants）的飞行员。普遍认为英语中这个习语便出自此处，"fly by the seat of one's pants"就意为"靠着屁股开飞机"。毕竟，人体与飞机接触最多的部位就是飞行员的臀部，这也成了飞行信息传递到飞行员大脑的常用通道。飞行员会感受飞机的运动，并做出及时的反应。如果飞机在转弯时滑向下翼，飞行员的臀部就会向下溜；如果飞机转弯时向外侧滑行，这种轻微的力量就会将飞行员往上推。直到第一次世界大战末期，人类才发明了打滑指示器，所以早期的飞行员在云层或雾中飞行时，是通过密切关注自己的触觉，来评估倾斜、风速、外部温度以及飞机的整体操作等许多因素的。

由此看来，人们很早就开始通过感觉来获取数据了，而我们的新感官公司正努力将这一能力提升到更高的层次。具体来说，我们正在拓展无人机飞行员的感知。新感官背心可以帮助飞行员从四轴飞行器中获得 5 种不同的测量值——俯仰、偏航、翻滚、定向和航向，从而提高飞行员的操控能力。这样，飞行员就把他的皮肤感官从控制中心延伸到远处，即无人机所在的地方。

你可能会有这样一种天真的想法：以前的飞行员凭感觉飞行，应该不会比现在有仪表盘的情况下做得更好吧。现在的驾驶舱被各种仪器填满，飞行员能够监测他靠感觉无法得知的信息，从而使飞行更加安全。比如，飞行员无法通过臀部判断自己是在水平飞行还是在倾斜转弯。[67] 综上，你可能会觉得，拥有丰富的工具总比没有工具好，其实真正有用的是如何将丰富的数据输入大脑。

想想看，现代飞机的驾驶舱里堆满了笨重的仪器，可视觉系统一次只能看到一块仪表盘上的信息，这样获取信息实际上是非常低效的。不如让我们来想象一下最先进的驾驶舱的样子吧：飞行员不需要通过视觉来获取整个驾驶舱提供的信息，而是通过皮肤的触觉，使高维数据流① 进入大脑，让飞行员在同一时间感知到飞机的所有动态。这样的想象可能成真吗？可以的，因为大脑在读取来自身体的高维数据时展现出了惊人的天赋。例如，当你用一只脚保持平衡时，你的腿、躯干和手臂的不同肌肉群都会向大脑传输数据，而大脑会将这些情况总结起来，迅速做出反应。所以，靠屁股开飞机和靠皮肤开飞机的区别就在于输入的数据量。

LIVEWIRED　**在当今信息爆炸的时代，与其逐一访问海量数据，不如转而直接去"体验"数据。**

顺着这个思路，我们可以将自己想象成一座工厂，有几十台机器同时运行。当你切身体会到工厂的状态后，就可以同时使用几十台机器，感受它们的生产速度，还能得知哪些事情偏离了正轨，需要关注或调整。这里的调整不是针对某台机器的故障，即连接一个警报器就能解决的问题，而是如何理解机器之间的相互关系。这种基于大数据的处理方法会让你更深层地洞察情况。

---

① 高维数据是指同时含有多个属性的数据，如飞机的速度、高度、阻力等。——译者注

感官拓展拥有广泛的应用前景。如果把患者的实时数据输入外科医生的背部，医生就不用在手术过程中频频抬头看监视器了。如果我们能感知身体内部的情况，比如血压、心率和微生物群的状态，就能对其中潜藏的信息有更清楚的认识。一位需要监测国际空间站状况的宇航员，与其一直飘在太空中或盯着显示器，不如汇总从空间站的不同位置获得的触觉感知数据。

更进一步，新感官公司一直在探索共享感知的概念，比如让一对夫妻可以时刻感受对方的信息，包括彼此的呼吸频率、温度、皮肤电反应等。我们可以监测其中一方的数据，通过互联网将数据输入另一方佩戴的 Buzz 腕带，让他们可以更深层次地理解彼此。想象一下，你的爱人从远方打电话来询问："你还好吗？感觉到你有点儿焦虑。"这对人际关系可能有利有弊，但它为真正的感同身受提供了可能。这些都有可能实现。

LIVEWIRED　**身体输入的数据流会逐渐成为大脑运行的背景音，只有当期望被违背时，我们才会意识到自己的感觉。**

体会右脚穿着鞋子的感觉，你可以注意到它，感受它的存在，但通常来自脚部皮肤的数据一般不会得到你意识层面的关注。只有当你的鞋子里有一颗鹅卵石的时候，你才会关注脚下的感觉。从空间站或伴侣那里传来的数据也是一样的，除非你把注意力集中在这些数据上或伴侣给了你一个惊喜，否则你一般不会刻意去关注它们的存在。

和整个地球共用大脑

设想一下，通过不同的振动模式直接从互联网上获取数据流。如果你穿着新感官背心四处走动，感觉到周围 300 千米内气象单元的数据反馈，会怎么样？在某种程度上，你能对该地区的天气模式形成一种直接的感知体验，这远超人类的生物极限；你还可以告诉朋友们未来是否会下雨，也许比气象学家预测的还准。这将是一种全新的人类体验，一种你在目前这具标准的、微小的、有限的身体中永远无法获得的体验。

或者，如果新感官背心可以为你提供实时的股票数据，你的大脑就能对世界市场复杂多样的运作模式有更宏观的理解。哪怕在你自己都没留心的时候，它也可以完成大量工作，总结出统计学上的模式。因此，你只需整天穿着新感官背心，就会对周围发生的事情如新闻报道、街头时尚、经济动态等有大致了解，你就有可能获得关于市场走向的强大直觉，可能比经济预测模型还要准确。这也将是一种史无前例的体验。

你可能会问，为什么不直接用眼睛或耳朵来做这些呢？难道不能让股票交易员戴上 VR（虚拟现实）眼镜，查看几十只股票的实时图表吗？问题在于，在日常生活中，视觉通常负载过重。股票交易员需要用眼睛找自助餐厅、偷瞄老板有没有来，还要阅读电子邮件。相比之下，他的皮肤就空闲得多，像是一个高带宽而未被充分利用的信息通道。

通过对高维数据的感知，股票交易员或许可以在发现个别数据的变动之前，如苹果股价上涨、埃克森美孚股价下跌、沃尔玛股价稳定，就了解大盘的走向——油价即将崩盘。怎么做到的呢？这就好比你看院子里的狗时，虽然大脑接收到的是一系列视觉信号，但你并不会说"这里有一个光子，这里有一个暗点，而那里有一条亮线"，相反，你看到的是院子和狗的整体景象。

互联网上可以获得的信息数量多到超乎想象。我们都知道蜘蛛侠彼得·帕克（Peter Parker）发现附近有麻烦时身体会有刺痛感，为什么我们却不知道崔弟（Tweety）[①] 在遇到危险时的感觉呢？这是因为 Twitter 汇聚了地球上的许多人类意识，就像是一个环绕地球的网络神经系统，而那些重要的和一些不重

---

① 崔弟是华纳兄弟电影公司出品的动画《乐一通》中的一个角色。——译者注

要的思想会从系统嘈杂的底层上升到被关注的顶层。这一过程不是社交媒体公司刻意为之，而是因为孟加拉国的一场地震、一位名人的去世或者来自太空的新发现吸引了世界各地足够多人的关注。这种全球、实时、自发地对某事的关注，就像是动物神经系统中最需要被满足的需求（饿了，天敌来了，需要找到水源）。在 Twitter 上，那些被广泛传播的消息可能重要，也可能不重要，但它们代表着遍布各地的人们每时每刻最关注的事。

在 2015 年的 TED 大会上，我和诺维奇用算法追踪了所有带"TED"标签的推文。我们收集了数百条推文，并将其输入一个情感分析软件中，使用一个庞大的词库来确定哪些推文是积极的，如"棒极了""鼓舞人心"等，而哪些是消极的，如"无聊""愚蠢"等，最后将汇总的数据实时传输到新感官背心上。之后，穿着背心的我就"感觉"到了会场中的气氛，以及它是如何随着时间的推移而变化的。同时接触到数百万人的整体情绪状态，无疑是一次超越常人的体验。如果一位政治家在向成千上万人发表演讲时佩戴了这样的设备，他就可以迅速了解自己的哪些声明反响良好，哪些观点遭到了抵制。

再广泛一些，不如忘掉标签，用自然语言处理所有的热门推文：每秒压缩100 万条推文，再把精选后的内容通过新感官背心输入大脑，你将置身于整个星球的意识当中。走在路上，你就可以得知华盛顿的政治丑闻、巴西的森林大火或中东的一场新冲突，在感官上拥抱全世界。

也许并不是所有人都想把自己和地球的意识联系在一起，但仅仅是对感官增加的原理验证也让我们学到了很多，尤其是在这个领域我们可以自由想象，不用受到任何常理的限制。

经常有人问我，为什么想要将人而不是计算机与这些数据流相连？毕竟，一个好的人工神经网络在模式识别方面比人类做得更好。

其实未必。计算机的确可以完成一系列令人惊叹的模式识别，但它们并不知道什么对人类来说更重要，有时候人类自己也不知道。所以，人类的模式识别比人工神经网络视野更广、更灵活。

以新感官背心在股票市场的应用为例，当你漫步在纽约、上海或莫斯科的街头时，你会暗暗观察人们的穿着，了解什么产品吸引了他们的注意力，他们是乐观还是悲观。你可能起初不抱有什么特定的目的，但看到和听到的一切都有助于构建你的内部经济模式。如果你能从新感官背心那里再得知个股的价格波动，结合之前了解的信息，你的视野就会更丰富。相比之下，人工神经网络只能在预先输入的数据中识别模式，它本质上受程序员的预先选择所限。

把大脑直接变成感官增强设备

勒内·笛卡儿（René Descartes）花了很长时间思考如何确定周围的世界是否真实，因为他知道人类的感官经常会骗人，我们还常把梦境误认为是现实。所以，如何确定有没有邪恶的魔鬼欺骗了他，向他灌输关于周围世界的谎言呢？20世纪80年代，哲学家希拉里·帕特南（Hilary Putnam）将这个问题进一步发展为："我是缸中之脑吗？"[68]假如科学家把你的大脑从身体里取出来，然后用恰当的方式刺激大脑皮质，让你认为你正在翻阅书本、感受皮肤的温度、看向双手，你能察觉到真相吗？到了20世纪90年代，这个问题又演化成"我在黑客帝国里吗？"，现在又变成了"我是虚拟的吗？"。

过去，这些问题只会出现在哲学课上，但现在，它们已经进入了神经科学实验室。仔细想想，我们的日常体验不过就是感官输入而已。如果跳过身体，直接向大脑输入数据，结果也是一样的。毕竟，所有传感器传来的刺激都会被转换成"通用货币"，即电化学信号，所以也可以跳过传感器，直接产生电化学信号（见图4-19）。如果视觉数据可以直达处理器，为何还要让它通过耳朵或舌头呢？

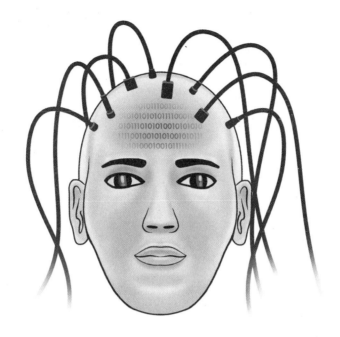

图 4-19　增强现实技术

　　增强现实（augmented reality）技术是目前可以通过将数据流直接插入大脑皮质来
实现增强现实的一种新型技术。图中展示的是有线传输，但无线传输是未来的趋势。
你肯定不希望有长长的电线拖在身后，好像新娘裙摆一样很容易被绊倒。

　　我们已经掌握了相关技术，比如，只需要在大脑皮质下区域插入少量（一
个或十几个）电极，就可以解决震颤、抑郁和成瘾等问题。但要是想用有意义
的感官信息来刺激皮质产生丰富的活动模式，就需要更多电极了，得成千上万
个才行。

　　一些研究组织正在将后者变为现实。斯坦福大学的神经科学家正在研究一
种将 10 万个电极插入猴子大脑的方法，这种方法如果能达到对脑组织损伤最
小化，将可能给我们带来关于神经网络详细特征的新惊喜。还有几家仍处于起
步阶段的新兴公司希望通过直接插件的方式快速读写神经数据，从而提高大脑
与外界的交流速度。

这在理论上行得通，但还面临着一系列现实问题。如果有一个电极被插进大脑，大脑会慢慢地把它向外推，就像手上扎的刺会慢慢被皮肤挤出去一样。此外，更大的问题是，神经外科医生并不想做这种手术，因为手术台上总存在感染或死亡的风险。目前，除非患有帕金森病或严重的抑郁等较严重的疾病，消费者是否会只是为了和朋友联系更迅速就接受开颅手术，不得而知。替代方案可能是通过微创手术将电极插入遍布大脑的血管网中，但这也伴随着脑损伤或阻塞血管的风险。

尽管如此，无须插入电极就在细胞水平上获取大脑信息，也是有可能的。10 年或者 20 年内，将数据直接输入大脑的想法将被大规模的微型化（miniaturization）彻底改变，比如一种散布在大脑表面的极微小的电子设备神经尘埃（neuraldust），能记录数据并向接收器发送信号，还能对大脑进行微电流刺激。[69]

再比如纳米机器人（nanorobotics），它使用原子水平的 3D 打印技术，研究者可以设计并制造出本质上是微型机器人的复杂分子。理论上，我们可以 3D 打印出 1 000 亿个这样的机器人，把它们装进一个小药丸里，像平时吃药那样吞下去。根据研究者的设想，这些纳米机器人将穿越血脑屏障，靶向进入神经元，当神经元放电时发出微小的信号，并接收信号激活神经元，这样研究者就能读写大脑中数十亿个独立的神经元了。我们还可以利用基因方法，通过在 DNA 中编码蛋白质来制造生物纳米机器人。

将信息输入大脑的方法还有很多。在未来的几十年里，我们可能会实现对单个神经元的读取与控制。到那时，我们的大脑就会成为最直接的感官增强设备，也就不再需要背心和腕带了。

我们已经讨论了将数据输入大脑的方法，如皮肤上的振动、舌上的电极刺激或者直接刺激神经元，还差一个重要的问题，新感官的输入到底是什么感觉？

你无法想象一种新颜色，正如无法想象一种新感觉

在封闭的颅骨内，大脑只能接收穿梭于其独特细胞之间的电信号，无法直接看到、听到或者触摸任何东西。无论输入的是交响乐中的声波、白雪覆盖的雕像上的光子，还是新鲜苹果派上的化学分子、被黄蜂蜇伤的疼痛，都是由神经元中的尖峰信号来表现的。

如果我们观察了一块有尖峰信号的脑组织，之后我问你它是视觉皮质、听觉皮质还是躯体感觉皮质，我想你无法告诉我，我也无法回答你，因为它们看起来相差无几。

这就引出了神经科学的一个未解之谜，大脑内部的皮质如此相似，为什么外部的视觉、嗅觉和味觉竟如此不同？为什么你永远不会把摇曳的松树倩影与菲达奶酪的味道搞混？也不会搞混砂纸摩擦指尖的感觉和新鲜浓缩咖啡的香气？[70]

有人可能认为这与不同脑区的基因构造有关，对应听觉的皮质与对应触觉的皮质有着先天差异。但经过进一步研究，这种假设是错的。我们也在前文中讲过，如果你失明了，大脑中的视觉皮质就会被触觉或听觉皮质占领。在动态重连的大脑中，"视觉"皮质并非只能服务视觉。

这就引出了另一个假设，即感觉的主观体验，也被称为主观体验特性（qualia），是由数据结构决定的。[71]换句话说，大脑会接收到来自鼓膜的一维听觉数据、来自视网膜的二维视觉数据，还有来自指尖的多维触觉数据，这些数据彼此的结构有很大不同，它们给人的感觉也有天壤之别。

另一个与此密切相关的假设认为，运动输出有多种改变感官输入的方式，这就带来了不同的主观体验特性。[72]你向眼周肌肉发送"看左边"的指令，那

么相应的肌肉就会带着眼睛向左转，然后眼睛就会将原本余光里的模糊光斑聚焦成清晰图像。也就是说，通过学习肌肉运动带来的新信息，视觉输入发生了改变。但是，因为你只转动了眼睛，所以改变的就只有视觉输入，而不涉及听觉输入；若想把左边的声音听得更清楚，就要把头也转过去。由此可见，数据流来自不同的独立运动，其中触觉与众不同。我们通过指尖触摸探索物体，因而获得了触觉。嗅觉是一种被动感觉，随着呼吸产生，也会因鼻子刻意去闻而被放大；味觉则在你把食物送到嘴里时在脑海中绽放。

基于这种假设，我们可以将新的数据流直接输入大脑，比如来自移动机器人的数据、你的皮肤电反应或长波红外温度的数据等。只要数据结构清晰，并在人体中形成了反馈回路，它们最终会给我们带来新的主观体验特性，这种体验将与现有的视觉、听觉、触觉、嗅觉或味觉全然不同。

你可能很难想象出这种全新的感觉。事实上，根本无法想象。不如降低一点难度，先试着想象一种前所未有的颜色吧。也许你正眉头紧锁，用尽全力地想象，但这件事听起来容易，却是完全无法做到的。

LIVE山IRED　**正如不能想象一种新颜色，你也无法想象一种新感觉。**

尽管如此，如果你的大脑正在接收来自无人机的实时数据，这些数据会不会也带来一种感觉，就像光子带来视觉，压力波带来听觉那样？这么说来，无人机是不是可以看作身体的直接延伸？如果是更抽象的输入，比如工厂车间的活动数据、Twitter 上的推文或是股市的波动呢？

基于上文的假设，我们预测，随着适当的数据流输入，大脑将能直接感知到生产状况、热度话题或全球实时经济动态等。而随着大脑对海量数据的逐步总结，主观体验特性也就会自然而然产生了。

这种预测可以被验证吗，还是仅仅是白日做梦？在科学上，我们日复一日地探索着，终于慢慢接近了能够验证它的时刻。

你可能会认为学习新感觉是一件新鲜事，但要知道，你很早以前就体验过了。婴儿时期的你，通过拍手和咿呀学语学习使用耳朵。起初，这些声音只引起了你大脑中无意义的电活动，但最终，它们给你带来了听觉体验。那些天生失聪而成年后通过手术植入人工耳蜗的人也经历了类似的学习过程。刚开始时，人工耳蜗带来的体验，有个朋友将其描述为"对大脑的无痛电击"，和声音没有任何关系。大约一个月以后，"声音"开始出现了，但听起来就像一台又小又失真的收音机。最后，她才终于能听清楚外界的声音。这跟我们学习使用耳朵的过程是相同的，只是我们忘记了。

再想想和新生儿眼神交流的乐趣吧。我们是小宝宝来到世界后最先看到的事物之一，这一刻真是让人满心欢喜！但或许人家那时候压根儿没看见你。我认为，视觉是一项需要发展的技能，大脑需要通过眼睛接收千万亿次尖峰信号，才能学会提取活动模式，并在这些模式之上提取出更精练的模式，循环往复，最终，大脑得到了一份所有模式的总结，这才成为我们的视觉体验。大脑需要学习如何去看，就像它需要学习如何控制四肢一样。婴儿不是天生会跳摇摆舞，也不是天生就具备良好的视觉质量。我们幼时必须学习如何使用已有的感官，长大后才能应用自如，同样，我们也能学会使用未来可能出现的新感官。

人类感官的极限在何处

事实上，无法想象一种新颜色能给我们多大的启发，它让我们明白，人类主观体验特性的边界是不可逾越的。如果我们真的可以创造出新感觉，那么体验过它的人也必然无法向没有体验过的人解释清楚。就好比说，你必须见过紫色才能知道它是什么，就算用再专业的语言描述它，色盲也无法理解。同理，如果你向一个天生失明的朋友描述视觉，哪怕他假装听懂了，最终也是徒劳无功，因为想要了解视觉，就必须体验过视觉。

所以，就像刚刚提到的，如果你拥有了一种新感觉，发展出了全新的主观体验特性，也将无法与他人分享。首先，没有共通的词语来形容它，也就没人能理解它。语言并不包罗万象，它只是一种标记我们已知事物的方式，一种关于经验的共识体系。当然，你可以尝试去表达这种新感觉，只是其他人没有认知基础可以理解它。

在一份佩戴过 feelSpace 腰带的参与者的报告中，有两名参与者报告了其感知上的变化，但是——

> 他们（参与者）试图向我们（观察者）阐明获得的感知质量，以及在不同于以往的空间感中感受到的前所未有的体验，但这很难。我们对其阐述的印象是，他们好像无法找到能够精准定义自己感受的词，所以只能退而求其次地使用一些比喻和比较接近的模糊说法来表达[73]。

问题出在哪儿？是参与者的表达有问题，还是研究者的理解有问题？报告作者在随后的标注中说："他们彼此谈论感知的变化要比与我们交流容易得多。"

在新感官发展的同时，这种情况不可避免。为了理解全新的感觉体验，我们必须向大脑输入数据并学习经验。未来的几十年里，如果你带着新感官身处没有体验过它的人群中，觉得孤独和不被理解，那你最好建立一个社群，欢迎拥有同样新感官的人加入。然后，你就可以为这种特别的感觉体验创造一个新词，如 "zetzenflabish"，它只在你的社群内部有意义，社群外部的人则不明所以。

有了正确的数据压缩方式，我们可以接收的数据类型还有哪些限制呢？我们能不能通过振动腕带增加第六觉，通过直接入脑的插件获得第七感，通过舌头上的矩阵刺激获得第八感，通过新感官背心获得第九感？目前，我们还不知道极限在哪里，但知道大脑很擅长将领地分配给不同的输入，就像前文提到的那样。值得注意的是，当在老鼠的躯体感觉皮质上插入红外传感器时，它们获得了红外频段的视觉能力，同时保留了身体正常的感觉功能。

LIVEWIRED　**大脑皮质可能并不遵循赢者通吃的游戏规则，而是会建立一个比预期大得多的"感官公社"。**

另外，大脑中的领地毕竟有限，是不是每增加一种感官，就会降低其他感官的分辨率？如果是的话，人的新感官能力是不是会以视力稍微模糊、听力稍微下降和皮肤感觉稍微迟钝为代价？没人知道答案。在无法得到验证之前，所有关于大脑极限的假设都只是猜测。

无论能增加多少感官，都不妨碍我们提出另一个有趣的问题，这些新感官能承载情感吗？举个有些极端的例子，你闻到刚出炉的柠檬派的香味和闻到有人在人行道上拉裤子时的反应肯定是不同的。这些反应不是显示屏上冷冰冰的 0 和 1，而是充满鲜活的情感。

想想看，为什么你会觉得柠檬派好闻，而排泄物难闻？这两种信号都是分子通过空气扩散，与你鼻子里的受体相结合。柠檬派分子和粪便分子本身并不决定气味的好坏，它们都是飘浮在空气中的化学物质，和咖啡、牵牛花、肉桂、新油漆、河岸上的苔藓或糖炒栗子上飘浮的分子类似。所有这些分子都可以与鼻子里的各种嗅觉受体相结合。

我们喜欢柠檬派的味道，因为它预示着丰富的能量来源，我们对排泄物有着不好的情绪，则是因为它充满病原体。视觉系统面对光子矩阵时，也有类似的喜恶。如果光子代表一片草地，你会感到心旷神怡；如果光子代表一具残缺的尸体，你就会觉得毛骨悚然。比如，如果内耳接收的尖峰信号编码出的是与你的文化相一致的曲调，你会感到愉快；可如果是婴儿痛苦的尖叫，你就会感到厌恶。在你的发展目标和进化原则的作用下，情感反映的是数据对你的意义。很多情感都是在人类进化过程中演化出来的，而另一些情感则来自你的人生经历，如你钟爱的一首广播歌曲让你想起了一个美好的高中夜晚，柜子里的一件旧衣服则让你回忆起那段令你沮丧的被甩的经历。

如果土豆头模型，即大脑就像一台通用型计算机是正确的，那么输入的数据最终会与一种情感体验相关联。所以，无论数据流是什么，无论输入的途径是什么，这些数据都可以携带情感。

因此，当互联网输入新的数据流时，我们会突然高兴地笑、伤心地哭，甚至起一身鸡皮疙瘩，这都取决于新数据如何实现我们的目标和理想。假设你突然得到一组新的股市信息，说科技行业正在走下坡路，而你又在这个领域投入了大量资金，此时你会不会感觉很不好？这种"不好"不仅包括认知中的错误，还包括情感上的厌恶，就像你闻见腐肉的味道或被蚂蚁叮咬一样。相反，如果得到的信息是正向的，比如你的股票涨了 6%，你会不会感觉很好？同样，这种"很好"不仅包含认知上的正确，还包括情感上的愉悦，就像你听到婴儿的笑声或闻见热巧克力曲奇的味道一样。

虽然新数据流能够携带情感很奇怪，但要记得，**生活中所有的意义都是由数据流构建的，而这些数据流之所以存在，是因为它们对我们的目标很重要。**

最后，在结束这一话题之前，还有一个问题，拥有一种新感官会让人不知所措或感到压力吗？我不这么认为。试想一下，一位失明的朋友坚持认为拥有视力是很有压力的，你会被他说服吗？如果你拥有了视觉这一"全新"的数据流，能从遥远的地平线上捕捉到如洪流般涌来的数十亿光子，能洞察 800 米外人们的一举一动，每时每刻都有如此密集的信息源源不断地输入，会很伤脑筋吗？如果你是一个视觉正常的人，你肯定知道，视觉并不会带来什么特别的压力，它通常介于可爱与无聊之间，你能毫不费力地将它融入现实生活。为什么呢？因为它只是数据流，整合数据是大脑的本职工作，无所谓负担。

你准备好迎接新感官了吗

在这一章，我们讨论了创造新感官。在进化的长河中，如果随机的基因突变能成功将一些信息源转化为电信号，大脑就可以即插即用，破译输入的所有信息。在大脑皮质中，插入眼睛它就会变成视觉皮质，插入耳朵它就会变成听觉皮质，而插入皮肤它就变成了躯体感觉皮质。

LIVEWIRED **大自然的一个伟大设计是，大脑可以从外界获取新能源，而不需要每次都重新设计。**

相反，大脑只需要设计新的外围设备，比如光传感器、加速度计、压力传感器、颊窝、电感受、磁铁、手指状的鼻子或其他任何能想到的东西。

接下来，这些设备又能为身体带来无限可能。就像克洛斯特的人工耳蜗植入术和拜兰的视网膜芯片植入术一样，人们可以利用大脑的灵活性，用人造设备替换原有的外围设备。这些替代设备不需要学会大脑的母语，只要能说些近似的方言即可，因为大脑总能学会如何使用这些数据。

再进一步，我们就能看到感官替代的力量。大脑的动态重连能力赋予了它巨大的灵活性，让它能动态地重新自我配置、吸收新数据并与数据交互。因此，我们可以利用"舌显示器"为它提供视觉信息，利用皮肤上的振动马达为它提供听觉信息，利用与耳朵相连的手机应用为它提供视频信息。这些设备可以赋予大脑新的能力，就像感官增强（扩展现有感官的极限）和感官增加（探索全新的数据流）一样。这些设备已经迅速从基于计算机的有线设备发展到时髦轻便的可穿戴设备，而这些进步相比于基础科学的任何进步，都更加有利于设备本身的使用和研究。

接下来的章节我们将进一步讲述，大脑会重塑回路，以优化它对世界的反馈。因此，当我们输入新的、有用的数据流时，大脑会将它们包裹起来，学习和吸收它们。

LIVEWIRED

大脑在获得数据流时会遵循两个原则，即新的数据流与目标联系越紧密，与行为联系越紧密，大脑的学习效果越好。

我们目前已经知道，感官拓展仍有无限可能，包括可见光谱以外的视觉、超声波听觉、被植入身体的其他看不见的知觉等。人们可能会担心，这些技术会不会导致社会贫富分化加剧，一部分人富得流油，另一部分人却一无所有？我认为经济分层的风险比较低，因为这些设备并不贵。就像技术革命为全球带来了智能手机——大多数国家直接跨越了个人计算机革命一样，未来感官技术也可以以比手机更低的成本在全球范围内普及。这并不是一项仅限于富人的科技。

我反而觉得，未来社会会比贫富分化奇怪得多，因为人们在生活中将有千奇百怪的选择。现在，智能手机覆盖了全球，它们的功能大体上都很相似，可是在未来，每个人都可能会有功能完全不同的超感觉。也许，你将具有关于石油期货的感觉，你的邻居将能监测空间站的正常运转，而你的母亲将能根据感知到的紫外线来打理花园。我们是否正处于新物种即将诞生的关键时刻，即人类将在不久的将来分化成多种新人类？谁知道呢？最好的情况可能类似一个好莱坞式的场景：有一队超级英雄，队中的每位英雄都有一种超能力，他们像拼图一样聚集在一起，准备去消灭一个大反派。

事实上，未来很难预测。唯一可以确定的是，随着人类的不断发展，我们在即插即用的外围设备方面将拥有越来越多的选择（见图 4-20）。我们将不再是那个需等待数百万年才能得到大自然赐予的新感官的自然物种；相反，大自然已经像负责任的父母那样给了人类认知能力，让我们可以出去自由闯荡，随心获得体验。到目前为止，我们介绍的所有大脑可塑性的例子都是关于身体的感官输入的。那么，大脑的另一项工作——向身体输出，也是灵活可塑的吗？你能使用更多的手臂、机械腿或世界另一端被你的思想控制的机器人来升级你的身体吗？很高兴你这样问了。

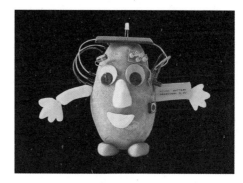

图 4-20　即插即用设备

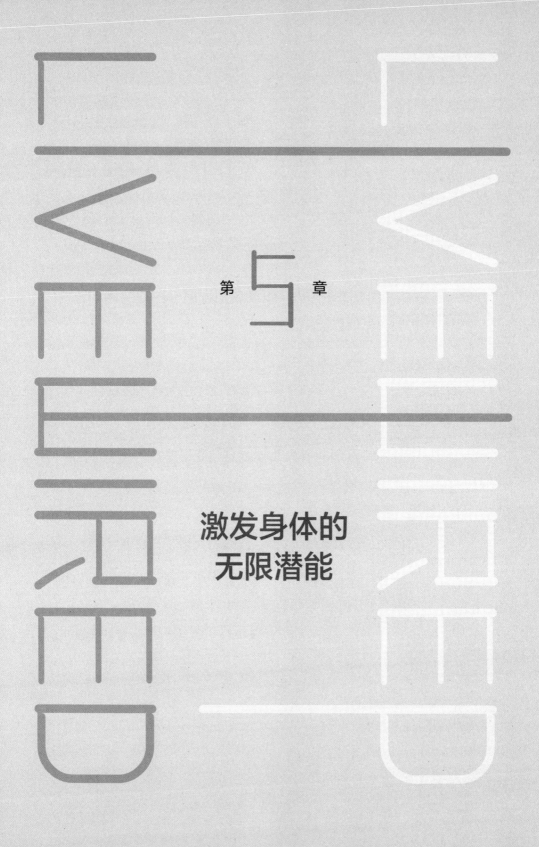

第 5 章

激发身体的
无限潜能

天生没有手臂的婴儿如何利用大脑的自适应能力，成为出色的射箭手？

北卡罗来纳州的猴子如何通过想象走路的感觉，使自己远在京都的分身实现同步行走？

我们为何能在短时间内学会控制虚拟现实中的3只手臂、日条腿或新长出来的尾巴？

在漫画《超凡蜘蛛侠》(*The Amazing Spider-Man*) 的第 3 期中，科学家奥托·冈瑟·奥克塔维斯（Otto Gunther Octavius）初次登场，他将一个设备直接插入自己的大脑，以控制 4 个额外的机械臂。这些机械臂像他的四肢一样灵活又平稳，让他能在做实验时安全地接触放射性物质，而不用担心辐射问题。奥克塔维斯博士的每个机械臂都能独立工作，就像你开车时一只手扶着方向盘，另一只手调收音机，脚还踩着油门一样。

不幸的是，一次大爆炸损坏了奥克塔维斯博士的大脑，使他陷入了邪恶的一面。在罪恶思想的指引下，他用机械臂撬开保险箱、攀上高楼、制造暴力事件。自此，他成了章鱼博士。

这本漫画是在 1963 年 7 月出版的。当时，通过外部设备让大脑直接连接机械臂并毫不费力地控制它，是科幻作品中才有的情节。但随着科技的发展，幻想正飞速变为现实。

我们在前文了解到，一个人失去身体的某个部分，如霍雷肖·纳尔逊爵士被火枪子弹击中后截掉了手臂，大脑就会开始重塑。这只是故事的前半部分，即信息输入。而信息输出时，驱动身体的大脑皮质——运动皮质区也会做出相应的调整。当神经系统发现找不到原先存在的那部分肢体时，它就会缩小之前专门控制那部分肢体的脑区。[1] 大脑会重塑并适应身体的新变化。

有一位叫劳拉的女士，在一场创伤性事故中不幸失去了一只手。[2] 事故发生后，她的初级运动皮质在几周内开始发生变化。控制与手相邻的手臂肌肉，如肱二头肌和肱三头肌的脑区慢慢吞并了此前控制手的区域。也可以说，大脑重新分配了一些神经元的工作岗位，将从前控制手的神经元小队调去了控制上臂肌肉的团队。通过对劳拉的颅骨进行经颅磁刺激（TMS）并记录哪些肌肉会抽搐，研究者可以测量劳拉的运动皮质区，并在接下来的几周里观察她上臂肌肉对应的脑区的扩张。

后文中，我们将会看到大脑是如何做到这一点的。现在，我们将专注于为什么运动系统会这样自我调整。答案是，为了更好地驱动系统中的可用部分，大脑会不停地自我优化。这一原则可以让大脑适应很多可能的身体变化。

世界上最好的射箭手没有手臂

纵观动物世界，从食蚁兽到星鼻鼹鼠再到树懒，从海蛾鱼到章鱼再到鸭嘴兽……它们的体态简直千奇百怪。但有一点很奇怪，包括人类在内的所有动物，为什么基因组大同小异呢？

不同的动物有着不同的神奇"设备"，如可缠绕的尾巴、利爪、喉咙、触角、胡须、躯干、翅膀等，动物们是如何操作这些"设备"的呢？山羊为何擅长在岩石上跳跃？猫头鹰为何善于捉老鼠？青蛙为何能用舌头粘住苍蝇？

想要理解这些，可以回到土豆头模型，能连接各种输入设备的原则也适用于各种输出设备。大自然可以自由地实验各种奇特的、即插即用的运动设备。不管是对指、翼、鳍或手掌、爪子、翅膀，还是对两条腿、4 条腿、8 条腿，大脑运作的基本原则都是，在每次设备改变时，脑内的运动系统不需要重新设计，只要能让生物的可用设备运转就好。

　　你可能会问："不对啊，要是稍微调整一下基因组就能改变身体构造，那人类出生时怎么没有那么多奇怪的身体构造？"其实，人类的身体也会有特殊结构。例如，有的婴儿出生时有尾巴（见图 5-1），说明基因就像多米诺骨牌，极细微的变异都有可能引发连锁反应，带来质的改变。[3] 除了尾巴，也有人生来就有额外的肢体。一个名叫杰杰的小男孩出生时就有三条胳膊：两条左臂一上一下，另有一条正常的右臂（见图 5-2）。[4]

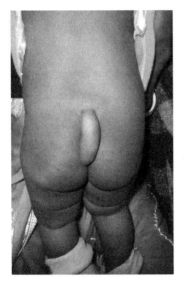
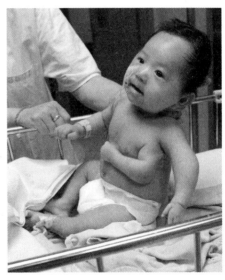

图 5-1　长着尾巴的孩子　　　　　　图 5-2　天生就多一条左臂的小男孩杰杰

　　这种现象有可能是因为母亲的子宫中原本是一对双胞胎，其中一个在孕期未能活下来，于是就被另一个健康的胎儿吸收了。但杰杰的情况并非如此，他的第三只手臂是基因造成的。通常情况下，多余的肢体会萎缩，因此人们往往选择手术切除多余的部分。但杰杰的两条左臂都发育良好，且有独立的肩胛骨，这给手术带来了很大的挑战。最终，外科医生团队花费了数小时才完成杰杰内侧左臂的切除手术。

尾巴和多余的手臂说明，基因上的微小改变可能导致身体构造的巨大差异。当然，人的基因总会有些细微的差别，比如有人手臂更长，有人手指更粗，有人大脚趾比第二趾短，还有人臀部或肩膀很宽。

黑猩猩是人类的近亲，尽管它们在基因上与人类极为相似，但其身体构造与人类仍有许多不同。黑猩猩的肱二头肌肌峰更高，臀部更向外翻且脚趾更长。黑猩猩的大脑很容易驱动身体在树上荡秋千、用指关节行走，而身处现代社会中的人类也很容易搞清楚大脑如何驱动身体参加乒乓球比赛或是跳萨尔萨舞。无论是人还是猩猩，大脑都能气定神闲地驱动自身的外围设备，以最好的方式运转生物机器。

为了更好地理解动态重连这一原理，我们可以看看马特·斯塔茨曼（Matt Stutzman）的故事。他生来就没有手臂，却痴迷于射箭运动，最终，他学会了用脚来操纵弓箭（见图 5-3）。

斯塔茨曼的动作行云流水，他先用脚趾将箭切入弓弦，再用右脚抬起弓。他的射箭装置用一条带子固定在肩膀上。他将弓放在与眼睛齐平的位置，然后用脚向前拉弓以产生张力，锁定目标后放箭。斯塔茨曼不仅仅是有天赋，他甚至是世界上最好的射箭手。截至本书写作时，他是最长距离精准射箭的吉尼斯世界纪录保持者。当年他的接生医生肯定想不到，那个天生无臂的婴儿能取得这么高的成就。人们会对他的成就如此惊讶，正是因为不知道大脑的特点——可以灵活调配内部资源，以解决外部问题。

大脑的这种适应能力并不是人类独有的，在动物界也很常见。有一只名叫费思的小狗生来就没有前腿，但它从小就能像人一样用两条后腿直立行走（见图 5-4）。我们可能以为狗的大脑是固定不变的，只能和标准的狗身体相匹配。但小狗费思的故事让我们了解到，无论处在什么样的身体当中，大脑都能轻松驾驭身体，以探索世界。由于没有前腿，小狗费思被迫变成了直立行走的动物，而它的运动系统适应了当前的身体构造，也让它过上了正常生活——虽然颇受媒体关注。

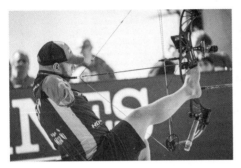 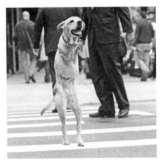

图 5-3　美国无臂射箭手斯塔茨曼　　　　图 5-4　直立行走的小狗费思

LIVEWIRED　**大脑并不是根据身体结构预设的，而是在出生后慢慢适应身体、驱动身体，并与外界互动。**

此外，大脑不仅能适应刚出生的身体，还能适应身体可能出现的任何机遇与挑战。美国加利福尼亚州有一只名叫布莱克爵士的斗牛犬，玩滑板玩出了名堂（见图 5-5）。布莱克爵士先是跳上滑板，用前爪在地上一拨，让滑板有了向前的动力；然后把前爪收起来，蹲在滑板上；滑行过程中，它会像人类一样，通过改变身体重心来引导滑板绕过障碍物；最后，它还会让滑板慢慢停下，自己再跳下来。可以肯定的是，狗的进化史中没有轮子，这也能说明，大脑能够适应生命中的各种可能性。

还有一只狗叫糖糖，会冲浪，现在已经是世界知名的冲浪明星狗了，真是令人大开眼界（见图 5-6）。一般来说，科学家研究犬科动物的大脑时不会想到它是如何学会冲浪的；但如果狗狗有机会接触这项运动，它的大脑运动系统也能想出办法，让它随波逐浪、勇往直前。

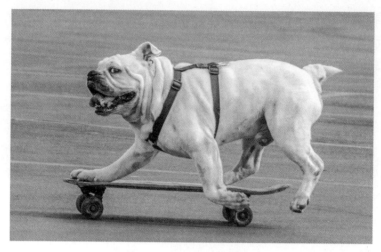

图 5-5　玩滑板的布莱克爵士

斗牛犬进化出的是腿，而不是轮子。但是当布莱克爵士在学习滑板这项新运动时，也没遇到太大的困难。

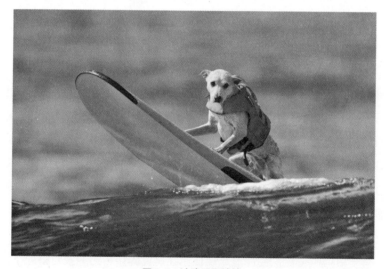

图 5-6　冲浪明星糖糖

在美国加利福尼亚州亨廷顿海滩举行的"狗狗冲浪马拉松"中，糖糖获得了最佳冲浪奖。它已参加过多次冲浪比赛，对手有金毛猎犬、博美犬等。

布莱克爵士、糖糖和它们的对手狗狗，不管是在街头还是在浪花上都能御板而行，实在令我们刮目相看。虽然这几项运动是人类的创造与发明，但在某些情况下，动物的表现比人类还要好。为什么它们能如此出色呢？

终身都在学习的运动系统

婴儿学习语言，既不靠基因，也不靠浏览网页，而是通过咿呀学语。他会不断模仿身边人，用相似的嘴型控制呼吸气流，直到他的嘴里也能蹦出完整的音节。之后，他发出的声音会通过耳朵传入大脑，大脑又会比较他的声音和父母声音的相近程度。他每次发出类似的声音时都会收到积极反馈，而发出其他声音时则不会收到反馈，这种区分为语言学习带来了强有力的辅助。就这样，婴儿通过不断的内部比较和外部反馈完善着自己的言语表达，直到他能流利地说出英语、汉语、孟加拉语、爪哇语、阿姆哈拉语、佩蒙语、楚科奇语或是世界上 7 000 种语言中的任何一种。

在大脑中，运动系统也同样在蹒跚学步，学着如何控制身体。还是那个襁褓中的小婴儿，他一会儿咬脚趾，一会儿拍自己的额头，一会儿拽头发、弯手指，学着将他的运动输出与他收到的感觉反馈对应起来。通过这种方式，他就可以明白自己的身体语言，即刚刚的输出是如何与接下来的输入联系起来的。重复多次以后，他就学会了走路，把草莓放进嘴里，在泳池里保持漂浮状态，在单杠上摇摆或者做开合跳。

运动系统的功能远不止于此。通过类似的方法，我们还能探索身体的更多可能。人类祖先的大脑曾因爬树、携带食物、制作工具、长途跋涉等需求而自我重塑。人类的基因无法预见自行车的发明，而跨坐骑行的动作给运动皮质带来了一系列新挑战，如尽量保持躯干平衡、转动握把改变骑行方向、捏住车闸来刹车等。虽然整个过程很复杂，但一个 7 岁的孩子都能骑得很好。这说明，运动皮质很容易接纳新扩展的身体计划。

人类不止会骑普通的自行车。工程师德斯廷·桑德林（Destin Sandlin）收到了朋友送的一辆改装自行车。这辆车的传动系统十分精妙，但其操作方法却与普通自行车完全相反（见图 5-7）。当他向左转车把时，车的前轮就会向右转，反之亦然。他明白，只要向相反的方向转动车把就好，但到了真正骑行的时候，却很难做到。他早就学会了骑车，或许没学过就不用像现在这样，因为要接受一套与之前完全相反的逻辑而抓狂了。训练运动皮质实践新任务远比认知理解要困难。就算知道它的原理，想要骑好也不容易。

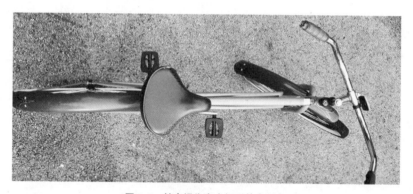

图 5-7　转向操作完全相反的自行车

桑德林后来也掌握了窍门。每次他尝试一个动作，身体都会向他报告："你往左倒了""你撞到邮筒啦""你正在一辆小货车前转弯"……得到反馈后，他再调整下一步的动作。经过几个星期的练习，他已经骑得很好了。就像小时候学会骑普通自行车一样，通过"蹒跚学'骑'"，他终于也学会了骑这辆改装自行车。

如果你曾经在其他国家开过方向盘在另一侧的车，就应该能与桑德林感同身受。一位来英国开车的美国司机或是一位到美国开车的英国司机，刚开始可能会转错很多次，但最后他们都能把车开好，因为他们的视觉系统会观察每个动作的结果，并根据结果做出调整。如果一切顺利的话，在车子撞上干草垛之前，司机就已经把驾驶习惯改过来了。

虽说运动皮质是唯一的，我们却能用不同的方式控制身体，真是奇妙。大脑还能根据环境的变化来决定运行哪个程序，在不同的环境中，它会采取不同的模式来整合各类信息。比如骑车时，我们用大腿发力可以带动车轮向前；但慢跑时，我们则需要摆动手臂并抬起脚来跨过路上的障碍。

最近，我也在有意识地感受这些模式。前几天，我卡车的后视镜坏了。我本来想马上修好它，但当时忙着写这本书，所以一连几周我都是在没有后视镜的情况下开车的。后来，我终于忍不住了，不得不修它，因为只要我坐进驾驶座，眼睛就会不自觉地做"弹道运动"，也就是时不时地向上看看，再向右看看。一开始，我觉得很奇怪，怎么自己总是去看路旁的树呢？后来我想明白了，是我的眼睛在找后视镜，想看到车后的情况。我只有在坐进驾驶座时才会这样，在厨房、办公室或健身房时却不会。我几乎是在无意识地评估着周围的环境，把运动皮质的功能调整到某种特定的模式以适应状况。比如，我慢跑的时候不会像骑车时那样捏紧刹车停下来，骑车的时候也不会像慢跑时那样抬起脚来跨过障碍。

桑德林的大脑也掌握了一种新模式。当他终于学会骑那辆改装自行车后，却有点不会骑普通自行车了。不过，这种陌生感是短暂的，他只要再练习一下，随便骑哪辆自行车就都不成问题了，因为大脑会切换到当前的模式，用特定方式调动肌肉，完成任务。

即使狗的爪子变成轮子，大脑也无须重新设计

通过"蹒跚学步"，婴儿和骑行者的运动皮质能够学会新知识，机器人也

能通过类似的方法取得突破性进展。有个叫海星（Starfish）的机器人，它可以构建自身的动态模型以了解实时情况，不需要靠预先编程的模型就能确定下一步的动作（见图 5-8）。[5]

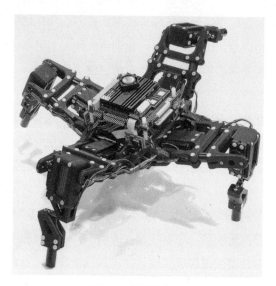

图 5-8　机器人海星

海星机器人有肢体、关节和致动器，它构建出了自己的身体，也学会了如何驾驭这副身体。

就像婴儿挥动四肢，机器人海星会先试着踏出一步，然后通过内置的陀螺仪分析动作的结果，如重心是否倾斜等。其肢体传来的单次反馈不一定能让海星了解身体全貌或其与外界相互作用的方式，但能让它缩小错误动作的假设。现在，是继续探索的时候了。接下来，它不会随便迈步，而是尽可能让每一步都有用，最大限度地区分剩余假设，并逐步通过连续动作筛选掉不成立的假设，进一步缩小假设范围。渐渐地，它构建的模型会越来越清晰，越来越接近实际。[6]

海星的运动系统还会"蹒跚学'器'"，也就是学习如何操作致动器。即便弄坏它的一条腿，海星也能立即做出反应并重新找回平衡。这很像《终结者》（Terminator）电影中的终结者，哪怕莎拉·康纳（Sarah Connor）已将终结者的双腿烧毁，它仍拖着残缺的身体，顽强地执行着任务。

和依赖预先编程运作的机器人相比，新款机器人能"蹒跚学步"、自我探索，其效率和灵活性都有所提高。反观动物世界，生物的基因种类成千上万，若想预先设定每个生命遇到的所有事件，简直是天方夜谭。

LIVEWIRED　**大自然能做的，就是给动物构建一个基本系统，而剩下的路就要靠它们自己探索了。**

布莱克爵士和糖糖正是凭借着"蹒跚学步"学会了滑板和冲浪。狗的大脑会让身体尝试新的动作、摆出不同的姿势、站到不同的位置、找寻平衡点，还会评估这些动作会产生什么结果。比如，向左倾斜身体是会借浪前进呢，还是会翻落到冰冷的海水中？如果用后腿继续蹬地，让滑板往前，是主人会兴奋地大叫呢，还是自己会痛苦地撞上消防栓？收到相应的反馈后，运动系统就会微调数百万个参数，让下一次表现更佳。

这样，动物就建立起了一个身体与外界相互作用的模型，它开始掌握自己的能力，了解行为的后果，知道外界环境允许它做什么、禁止它做什么。通过持续优化反馈回路，人类婴儿、狗狗运动员和机器人海星都学会了连通内部系统和外部世界，建立了二者间的反馈循环。

付诸行动并评估反馈，这套循环体系不仅是运动系统"蹒跚学步"的关键，也是我们学习社交的关键。想想你是怎样学会与人交往的：你会不断地进行一些社交活动，然后评估活动的影响，据此做出调整，为下一次活动做准备。我们年轻的时候探索各种可能，尝试多种角色，"那时候是不是幽默点比较好？"，还是"抱起手臂抗拒比较好？"，或者"干脆哭一下博取同情？"。我们会发现在某些时刻采用某种特定做法很有用，然后就会倾向于坚持这种做法，直到它们需要更新换代。

在不同时间做不同的运动，如骑山地车、滑冰、玩滑翔翼，为我们带来了多样化的运动反馈。社会反馈也是如此，我们会在不同的社交场合采用不同的模式，并且根据反馈来调整下一步的社会活动，比如："这种时候要不要采取强硬的领导态度？""说好话能不能得到我想要的东西？""我在商务会议上讲个低俗的笑话可能不合时宜，等到晚上聚餐时再讲会不会更好？"

这种对外界的不断测试也可能是我们学会思考的方式。从大脑的角度来看，思维和运动非常相似。抬起手臂，这一动作可能会让神经系统卷起风暴；而思考如何安慰失落的朋友或是想想丢了的那只袜子在哪儿、午餐吃些什么，这些思考也会给神经系统带来类似的风暴。产生想法和驱动身体其实很相似，运动是大脑驱动身体去踢、扑、抓，思考则是大脑在思维空间中"推动"某一概念。换句话说，思考就像推动一种概念而否定另一种概念的运动。人们也要先"蹒跚学步"，产生一个想法再评估想法造成的后果。这个过程中，有些想法能够与现实产生积极关联，如"我拉一下这根绳子，割草机就会启动"，但有些则没什么结果，如"我把煎饼扔到桌子上会怎么样？"。就像动作、语言一样，思考也需找到运作的最佳方式。

在布莱克爵士、糖糖以及它们的狗狗同伴的故事中，除了它们的奇妙经历给我们带来的快乐，我们也从它们身上了解到了一项基本原则：即使有一天狗的基因突变，从四条腿变成了两条腿，从爪子变成了轮子，从现有的骨骼变成了冲浪板，狗的大脑也不需要重新设计，只需根据新情况做出校准即可。这一原则有效地创造了生物多样性。

LIVEWIRED　**大脑是动态重连的，不必因为身体计划的每一次基因突变而被推翻重来，它只需在原有基础上不断调整自己。**

所以，动物在进化过程中可以很好地适应各种环境。不管是蹄还是脚趾，是鳍还是前臂，是躯干、尾巴还是爪子，都是动物为了适应环境而产生的，大自然不需要再做其他事来帮助它们。如果身体计划不易改变，大脑也不能灵活地改变，生命的进化就不可能这般迅速。进化不可能有其他的方式。

得益于这种广泛的灵活性，我们能比较容易地把自己安装到新的身体中。电影《异形 2》（Aliens）中，主人公艾伦·雷普莉（Allen Ripley）在与黏滑的异形缠斗的生死关头，钻进了一个巨型机器人中，并在里面操控机器人巨大的金属肢体。一开始，她的操控很笨拙，但逐渐适应后，她就能击中异形黏糊糊的下巴了。雷普莉学会了如何控制全新的庞大身躯，这要感谢她的大脑对输入（"那条巨大的右臂在哪里？""我是不是太靠左了？"）和输出（"现在我要挥动手臂了！"）都进行了及时调整。

学习这些新的联系并不难，叉车司机、起重机操作员和做腹腔镜手术的外科医生，他们每天上班都要操控那些器械，尝试使用这些"奇怪的新身体"。如果雷普莉的大脑只能控制普通人类的身体，那她早就变成异形的开胃小菜了。

虽说电影《异形 2》是虚构的，其背后的原理却是普遍存在的。当我们使用旱冰鞋、独轮车、轮椅、冲浪板、平衡车、滑板以及其他数百种系、扣或绑在身体上的装备时，它们的所有细节包括设备的重量、接口、运动方式和控制器等，都会被存储在大脑回路中。

在航空业诞生之初，飞行员用绳索和杠杆制造飞行器，以延伸他们的身体机能。[7] 现代飞行员的任务也不例外，他们的大脑会将飞机的表现构建为他们身体的一部分。钢琴大师、锯木伐木工、无人机飞行员等也会操控工具，将之作为自己身体的拓展。这样说来，盲人的手杖不只是他们身体的延伸，更是他们大脑回路的延伸。

对人类期望的未来而言，这意味着什么呢？想象一下，如果你能通过大脑活动远程控制一个机器人，而且不用像电影中的雷普莉那样，你都不需要动，只需要想一个动作，比如想象机器人举起手或蹲下、旋转、跳跃，它就会及时、无误地完成你的精神指令。虽然这听起来仍然很像科幻小说的情节，但现在已有相关研究在进行了。

只要还有大脑，人类就能塑造一个新的身体

1995 年 12 月初的一个下午，著名时尚杂志《世界时装之苑》（*ELLE*）的主编、法国社交圈名人让－多米尼克·鲍比（Jean-Dominique Bauby）突发严重脑卒中，陷入了深度昏迷。20 天后，他终于醒了，意识清醒，能看到周围的环境，也能听到其他人说的话，但身体却不能动弹了。他不能抬胳膊，不能牵动面部肌肉，连手指和脚趾都动不了，而且不能说话，连哭都做不到。他全身上下唯一勉强能动的就只剩下左眼了。从此，鲍比就被锁在了身体这一冰冷的牢笼中。

后来，有两位治疗师坚持对他进行治疗，耗费了无数精力，才让他能缓慢地与外界交流，但不是通过说话，而仅仅是通过眨动左眼。治疗师会按照法语字频从高到低的顺序将字母一一念出，如果鲍比听到了想要的字母，就眨眨眼，治疗师会把选中的字母写下来，然后再从头念字母。

这种方式虽然过程极其缓慢，因为写一个字母就需要 2 分钟，但他也总算能与人沟通了。凭着旁人难以想象的耐心，他将罹患闭锁综合征（locked-in syndrome）后的生活经历写成了书。书中那些优雅而有深意的文字与鲍比的身体状况形成了鲜明的对比。鲍比讲述了自己无法与外界沟通的痛苦，当看到助手的钱包半开着放在桌子上，里面有一把酒店的钥匙、一张地铁票和一张 100 法郎的钞票时，他想起了过往的生活，那种他再也无法经历的生活。

1997 年 3 月，他的书出版了。这本名为《潜水钟与蝴蝶》(*The Diving Bell and the Butterfly*) 的书上市一周就卖出了 15 万册，成为当时欧洲的头号畅销书。遗憾的是，鲍比没能看到，因为他在书出版的两天后就去世了。多年过去，已有数百万读者读过他的作品，并为他的经历感动落泪。许多读者第一次深深感激自己拥有大脑这样一个功能齐全的控制中心，位于颅骨之中的它，正用专业知识和诸多精细操作驱动着血肉之躯。我们虽然没有意识到大脑的努力，却能惬意享受人生，这本身已经是一种幸运。

鲍比为什么不能动了呢？一般来说，当大脑决定改变肢体状态时，运动命令会通过神经活动的特定模式，经传导束到达脊髓，再传至周围神经。至此，电信号会转化为神经递质，引起肌肉收缩。但对鲍比来说，信号根本无法从大脑中发出，更别提后面的过程了，所以他的肌肉收不到"要怎么做"的信息。

也许未来的医疗技术能够修复受损的脊髓，但目前还无法做到。所以大概只剩一种方法了，即我们不通过鲍比的眨眼来获取信息，而是直接测量他的大脑尖峰信号、监测他的神经回路、弄清楚它们想告诉肌肉什么，然后绕过神经受损的部分，直接把信息传达给肌肉，会发生什么呢？

鲍比去世一年后，美国埃默里大学的研究者为一位名叫约翰尼·雷（Johnny Ray）的闭锁综合征患者植入了脑机接口。约翰尼·雷的身体情况较好，可以支持他通过想象动作来控制计算机光标（见图 5-9）。[8] 由于脊髓受损，他的运动皮质无法传递和接收信号，手术成功后，脑机接口就开始帮他检测运动皮质发出的信号，并将其传输给计算机。

到了 2006 年，瘫痪的前足球运动员马特·内格尔（Matt Nagle）已经能够笨拙地张开或握紧一只人造手，以控制灯光、打开电子邮件、玩简单的电子游戏或者在屏幕上画圆了。[9] 这要归功于一个 4 × 4 平方毫米的电极矩阵，近百个微电极被直接植入了他的运动皮质。当内格尔想象自己正在活动肌肉时，研究者就可以检测到他运动皮质上的电活动，并大致确定他的意图。

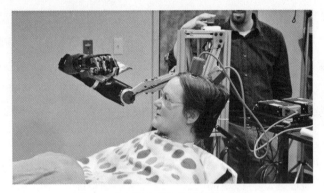

图 5-9　通过想象动作控制机器人手臂

约翰尼·雷和内格尔使用的技术虽然还较为粗糙，但也足以证明人类有可能实现脑机接口技术。2011 年，美国匹兹堡大学的神经科学家安德鲁·施瓦茨（Andrew Schwartz）和他的同事们制造出一条仿生臂，它几乎和真手臂一样灵活柔软（见图 5-10）。有一位名叫简·舒尔曼（Jan Scheuermann）的女性，因一种叫作脊髓小脑变性症的疾病而瘫痪，所以自愿接受了神经外科手术，希望能在仿生臂的帮助下生活。[10] 术后，舒尔曼的大脑通过一束电线连接到了仿生臂上。当她想象自己在活动手臂时，运动皮质上相应的电信号就会被记录下来并传输给仿生臂，让它也能像曾经的手臂那样随着想法而动，灵活旋转或是抓取物体。即使仿生臂在房间的另一头，同样可以控制。[①]

一般来说，当人们活动手臂时，信号会从运动皮质出发，穿过脊髓，再沿着周围神经传递到肌肉纤维。但对舒尔曼来说，大脑的信号不是通过连接肌肉的神经纤维传输，而是通过电线传输以控制仿生臂的移动。随着时间的推移，舒尔曼越来越擅长使用仿生臂了，一方面是由于技术进步，另一方面则是由于

---

① 关于舒尔曼治疗的深入探讨，可参考伊格曼的经典著作《哎巴巴果冻的绚丽人生》，该书中文简体字版已由湛庐引进、浙江科学技术出版社出版。——编者注

舒尔曼的大脑在不断地动态重连以更好地控制新手臂。就像桑德林骑上改装自行车、小狗糖糖踏上冲浪板和艾伦·雷普莉控制机器人肢体时的大脑重塑一样。对此，舒尔曼乐观地说："如果腿和大脑只能选一个，我选大脑。"[11]

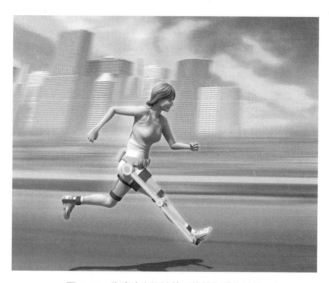

图 5-10　为瘫痪者设计的思维控制仿生肢体

这种神经修复设备尚处于早期开发阶段，但正在逐步成为可能。

LIVEWIRED　**只要有大脑，人类就可以塑造一个新的身体，反过来则行不通。**

目前，科研人员正在积极研发脑机接口，希望能让瘫痪者恢复身体运动。[12]"再次行走"（The Walk Again Project）是一个国际合作项目，旨在帮助瘫痪者借助全身的穿戴设备，根据大脑指令行动，来重新获得对生活的掌控。通过手术，研究者将高密度的微电极矩阵植入患者大脑的 10 个不同区域，从而利用大脑活动来掌握复杂的机器人技术。[13]也许在未来，只要像舒尔曼那样想象运动，瘫痪的人就可以在机器的帮助下重新动起来。

2016 年，纽约范斯坦研究所（Feinstein Institute）进行了一项研究，与上述方法略有不同。他们监测运动系统，了解它何时会释放刺激肌肉活动的信号，但并没有将这些信号输入仿生臂或仿生套装，而是通过安装在前臂上的电刺激系统将信号直接输入参与者自己的肌肉。[14] 当参与者想要动一动手臂时，信号（通过机器学习算法，可以最好地解释某一刻神经活动所代表的运动信号）就会绕过受损的脊髓，跳转到肌肉刺激系统，直接控制手臂运动。在这项研究的帮助下，参与者成功完成了一些手部和腕部动作，如抓取物体、操作物体、放下物体等，他们甚至还能活动单个手指拨打电话和使用键盘。这让我们不禁畅想脑机接口在未来世界里的更多可能性。

用意念遥控千里之外的分身，可能实现吗

用大脑输出的信号来控制仿生臂也存在一个问题，这条通路是单向的，大脑无法接收来自末梢神经的反馈。通过仿生臂拿起鸡蛋时，你只能通过鸡蛋的状态来判断自己的力度。当你意识到不对时，已经太迟了。这就像婴儿戴着耳塞在咿呀学语，自己讲得出却听不到。

解决办法是，让整个输出－输入的过程形成反馈闭环，这可以通过将活动模式快速输入躯体感觉皮质来实现。当仿生臂碰到物体时，将对应的神经活动模式输入躯体感觉区，让使用者产生与"真实的指尖触碰"相似的感觉；触摸第二个目标时，使用者又会产生第二种"触感"。通过这种方式，使用者就可以接触到世界，并与之充分互动，大脑的灵活性最终也会将这些感觉转化为使用者仿生臂是他自己的感觉。形成反馈闭环后，大脑就不会仅仅关注输出，还会去验证输出与外界交互后的输入，而这才是大脑对身体的最佳驱动。比如，当婴儿用手去撞击婴儿床的横杆（运动输出）时，他会收到来自感觉、视觉和听觉的反馈（感觉输入）。

大多数的大脑学习都发生在反馈闭环中，所以，运动皮质和躯体感觉皮质的神经地图也常常会一起变化。例如，当猴子被迫用耙子抓取食物时，它们的运动皮质和躯体感觉皮质都会重新组织，好让猴子在做抓取动作时将工具的长度也考虑进来（见图 5-11）。可以说，此时的大脑已将耙子视为身体的一部分了。[15] 所以，运动系统和感觉系统不是独立运作的，而是在一个持续的反馈循环中不断地作用于彼此。

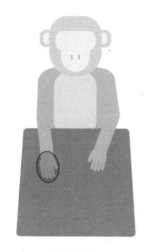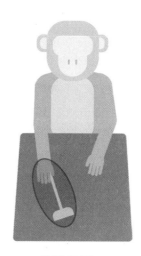

使用工具前　　　　　　　　　　　　使用工具后

图 5-11　使用耙子的猴子

猴子使用耙子够到远处的物体后，其大脑中有关手的对应区会进行修改，把手和耙子看作一个新的整体。整个椭圆形区域是身体的"探测器"会使感觉神经元被触发的区域。

脑机接口可以修复和替换受损的肢体，那它能增加肢体吗？ 2008 年，一只拥有正常手臂的猴子用思想控制了第三只由金属制成的手臂（见图 5-12）。科研人员在它的大脑中插入了一个微电极矩阵，训练它控制仿生臂拿棉花糖，并把棉花糖放进嘴里。[16] 在此之前，这只猴子先接受了一些训练，它需要通过意念控制屏幕上的光标移至既定目标，做对就能得到奖励。刚开始训练时，猴子会忍不住抬起自己的手臂，但它后来就能不抬起手臂，单纯通过意念控制光标移动了。此时，猴子的大脑已经重塑了，把不同的任务分配给了不同的神经元，一些神经元负责原有手臂的运动，一些神经元则遥控屏幕上的光标。最终，这些意念产生的信号能够控制仿生臂拿起棉花糖，同时原有手臂保持不动。就这样，仿生臂成了猴子的新手臂。

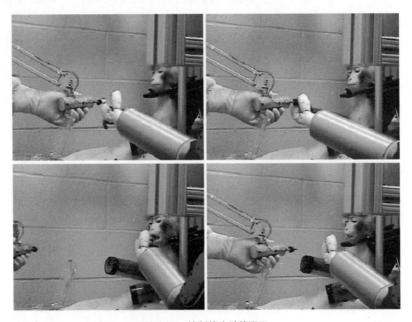

图 5-12　控制仿生臂的猴子

一只猴子正通过大脑活动控制仿生臂，把棉花糖放进嘴里。

人类和猴子竟能够用思想控制仿生臂，这听起来简直是个奇迹。其实，它的原理和大脑控制原本身体的原理没什么不同。当你还是婴儿时，你会在几年内不断用四肢去探索，比如咬脚趾、抓床栏、戳自己的眼睛、不停地翻身等，这些动作都是为了微调大脑的控制功能。大脑会先发出指令，并将其与来自外界的反馈做比较，最终学会控制四肢。所以说，人类控制有皮肤覆盖的原生手臂，实际上与猴子笨拙地控制仿生臂没有什么区别。你只是习惯了使用这套与生俱来的外围设备，所以才会对其复杂性视而不见。

要想完成思维操控仿生臂的任务，科研人员面临的挑战只是如何制造出好的仿生臂，而真正承担大部分控制工作的却是使用者的大脑。金属四肢并非生来就有，所以大脑很难一下适应，而是需要像舒尔曼一样接受反复训练。工程师负责攻克技术难关，而使用者的大脑则需要完成幽暗的神经森林中的工作。

猴子能在原生手臂之外使用仿生臂，不禁让人想到前文提到的章鱼博士。在用自己的原生手臂做事的同时，他也在用思维控制着仿生臂去拿烧杯或者驾驶汽车。猴子将大脑的一部分用于控制仿生臂，与控制原生肢体的部分区分开来；人类的大脑自然也可以将神经资源分配给不同的"外围设备"，无论它是"肉"体凡胎，还是"金"刚不坏。

对舒尔曼和猴子来说，仿生臂并非直接连接到他们的躯干上，而是通过一束电线相连。但从理论上来说，若能搭载无线技术，仿生臂就不必非要和使用者处于同一个房间了。更进一步，人类能否控制远在世界另一端的机器人？答案是肯定的，已经有人做到了。

几年前，神经科学家尼科莱利斯和他的团队将电极连接到了一只猴子身上，让猴子实时控制位于地球另一端的机器人的全部行动。当猴子在跑步机上行走时，它的运动皮质发出的电信号会被记录下来，转换成由 0 和 1 组成的代码，通过互联网传输到日本的一个实验室，再输入那里的机器人体内。身在美国的那只猴子肯定想不到，它拥有了一个金属分身，只要它走路，地球另一端那个高约 150 厘米、重约 90 千克的机器人也会走起来，且步伐和它一模一样。

这是怎么做到的？每一次成功的实验背后，都有大量的准备工作。首先，尼科莱利斯带领实验室工作人员训练猴子在跑步机上行走，并通过猴子腿上的传感器记录肌肉的运动方式。同时，他们还记录了数百次猴脑细胞的活动，研究其神经活动如何转换为肌肉收缩。在此基础上，他们不断调整跑步机的速度，以了解大脑活动与步速、步长之间的关系。

单个神经元可能无法提供很多信息，但不同大脑区域的神经元之间明显存在一定的时序关系，这使研究者能揭示多块肌肉以何种编码方式参与复杂的行走行为。[17] 随着研究不断取得进展，他们最终将美国北卡罗来纳州的猴子的脑电信号记录下来，并把实时解码的指令发送给远在日本京都的机器人。除了处理效率较低且存在一定的传输延迟，猴子和机器人实现了同步行走。

至此，这项证明运动原理的实验获得了基本成功，杜克大学的研究员把跑步机停了。但当猴子看着屏幕上它的分身时，它又在想象走路的感觉，于是那个在日本的机器人就又开始走路了。这就和舒尔曼想象一个动作，仿生臂就会去执行一样。

在不远的将来，人类也许就能发明出在工厂、水下或月球表面工作的仿生机器人，而我们只需窝在舒服的沙发里用意念控制它们工作就可以了。[18] 相信经过大量训练，大脑皮质地图将能把机器人的执行器与探测器纳入其中，作为人类的远程肢体和远程感官使用。

LIVEWIRED **我们的肉体目前受限于地球表面的富氧条件，未来若能利用大脑可塑性遥控无需氧气的分身工作，人类的太空探索方针一定会有根本性改变。**

失认症

如果你连上了仿生臂或是在城市的另一端多了个金属分身，你的意识会产生什么变化呢？答案是，大脑将把这些额外的设备当作你的一部分，认为你有了另一个肢体。这些肢体与你的本体仍有一定差距，但也会被神经系统接受。大自然用妙手创造了神经、肌肉、肌腱来带动四肢，却从没想过通过蓝牙远程控制肢体。[19]

如果附加的肢体或远程遥控的肢体看起来异乎寻常，可以想想我们每天照镜子时的场景：动动手臂，发出电信号指令，镜中的"人像"就会和你同步。婴儿最初会被镜像混淆，但很快就会意识到，镜中的那个人就是自己。虽然他没有获得什么直接的感觉，但他知道只要自己可以控制四肢和镜像，就可让自我与镜像融合。这种自我的概念类似于《星际迷航》（Star Trek）中的博格人（Borg），他们会同化遇到的一切种族，除了那些他们无法控制的，比如皮卡德舰长（Captain Picard）。

自我意识和可预测性之间的关系可以帮助我们理解一些疾病，如失认症（asomatognosia），即"不能认识自己的身体"。诊断记录显示，如果大脑右顶叶受损（如脑卒中或肿瘤），就可能患上失认症。失认症患者将不再能控制自己的某部分肢体，有时还会坚称这些肢体是旁人的，比如属于已去世的朋友、亲戚、幽灵、魔鬼或照顾他的医护人员；有时可能抱怨自己的肢体被偷了或者失踪了；还可能认为肢体是一种动物，比如蛇或其他具有独立意识的生命。[20]

失认症患者的表现非常古怪多样。患者可能会对他认为不属于自己的肢体表现得漠不关心；或产生妄想，用奇怪的思维来解释肢体的异常，例如他可能会说"这是有人把它缝在我身体上的"；或冷漠地将四肢描述为不喜欢的东西，"这腿简直太重了，真是累赘"；也可能会恶毒地对待这条"多出来的"腿，咒骂它或者狠狠打它。[21]

这种疾病的病因并没有准确的解释。但在阅读本书后，也许你们很容易想到一种可能，即大脑受损后不再能控制某些肢体，自我也就不再承认那些肢体是"身体大家庭"中的一部分了。

失认症患者可能会经历短暂的清醒期，能重新感受到自己的肢体，但不会持续太久。我猜这可能是由于手臂碰巧按照大脑的预期完成了某次行动，实现了大脑的预测性。比如大脑想用手拿桌子上的巧克力棒，而手真的去拿了，那么患者就会将这个过程归功于自己拥有这条手臂。由于患者自出生起就能够控制自己的手臂，所以当他患病后，哪怕这种对肢体的控制感只有一瞬，也足以让他迅速找回患病前的感觉。

20 世纪 70 年代初期，英国神经学家、作家奥利弗·萨克斯（Oliver Sacks）经历了另一种自我意识的丧失。[22] 在挪威远足时，萨克斯被路上的一头公牛吓了一跳，于是他连滚带爬地跑下山，匆忙之间从一个小山崖上摔落，把腿上的股四头肌拉断了。在用雨伞做了一个临时夹板后，萨克斯用他认为已经"毫无用处"的腿蹒跚着走下山，直到被驯鹿猎人救起。随后，萨克斯在医院住了一段时间，却在此期间陷入了严重的精神错乱。由于股四头肌撕裂，萨克斯的腿动弹不得，但他百分之百确定那条腿不是他的，因为他有时觉得他的腿伸直了在他的面前，却发现它被吊在了床边。他惊恐地说：

> 我不认识这条腿。这太奇怪了，它不是我的腿，我不认识它。我一直盯着它，可是完全认不出来……那个圆筒状的东西，越看越奇怪。我不觉得它是我的腿，它根本不是我的一部分，和我没有任何关系。它绝对不是我的腿。可是，不对啊，它怎么会在我身上呢，怎么会连在我身上呢？我一点儿感觉也没有啊……它看着很陌生，给我的感觉就更陌生了。它就是一个附着在我身上的东西，一个根本没有生命力的复制品罢了。

如何理解萨克斯的经历呢？就像博格人和皮卡德舰长一样，能控制的事物就成了自我的一部分，而不能控制的就与自我无关。由于萨克斯的腿不听从他的命令，他也就不觉得那是他的腿，而只是数十亿个细胞的陌生集合，包括骨骼、皮肤以及从中长出的奇怪毛发。同样的道理，如果我们无法驱动身体，也感觉不到它的存在，就会觉得这副身体并不属于我们。

顺便说一句，我觉得也可以用这种可预测性来解释一位你非常了解的人，比如家人是怎样成为你的一部分的。当然，人类是非常复杂的生物，我们无法准确预测另一个人的行动，偶尔你会觉得伴侣在某件事上的做法出乎你的意料，那就是他保持了个性、没有成为"你的自我"的部分。

"我是谁"，取决于大脑如何连接

如果你想尝试新的身体，不一定非要安装义肢或给大脑动手术。如今，分身机器人技术的发展已能够让我们用意念远距离控制机器人，看它看到的东西，感受它的感受。灵巧手（Shadow Hand）是现有最复杂的仿生手之一。它的每个指尖都配有传感器，可将数据反馈给使用者佩戴的触觉手套。只要使用者通过互联网向它发送数据，就可以在硅谷控制位于伦敦的仿生手。[23] 其他研究团队正在研究帮助灾后恢复的分身机器人，让它们进入地震、恐怖袭击或火灾现场，处理善后事宜，操作员则留在安全地带，最大限度地保证人员安全。目前还没听说谁正在使用形态奇怪的分身机器人，但并非不可以。既然大脑能学习滑雪、蹦床和弹簧单高跷这些运动，应该也能学习控制另一具奇妙的人体分身。

虽然分身机器人能让少数人体验扩展身体机能，但价格非常昂贵。幸运的是，随着虚拟现实技术的发展，人们将可以在虚拟空间里体验不同的身体计划，可以实现身体计划的大规模更改，即时且廉价。

想象一下在虚拟现实世界中照镜子，你举起手臂，看到镜子中你的虚拟分身也举起手臂；你扭动脖子，分身也扭动脖子。但如果你的分身不是你的样子，而是一个埃塞俄比亚女人、挪威男人、巴基斯坦男孩或韩国老婆婆的样子呢？基于前文大脑是如何决定自我的知识（如果我能控制它，那它就是我），你只需要在镜子前蹦跶几分钟，就能说服自己："我现在是在另外一具身体里了。"然后你就能以一个新身份在虚拟世界中漫步，体验虚拟世界中的生活。自我认同具有很大的灵活性。近年来，科学家们一直在研究，如果用户在虚拟世界拥有了不同的种族身份，在现实中是否更有同理心。[24]

　　换张面孔只是新体验的开始。20 世纪 80 年代后期，由于一次编码事故，科学家开始了有关异常身体的虚拟现实研究。一名科研人员在虚拟世界中是一名码头工人，程序员在输入身体参数时手臂部分输入了太多 0，让这名虚拟码头工人的手臂巨大，几乎和一台建筑起重机差不多。神奇的是，这名科研人员仍然能够在虚拟世界中用他的巨臂进行准确而有效的操作。[25]

　　这让一些人对自己可以拥有什么样的虚拟身体产生了很大的兴趣。虚拟现实技术的先驱杰伦·拉尼尔（Jaron Lanier）和安·拉斯科（Ann Lasko）为人们提供了机会，让人们体验到了在 8 条腿的龙虾身体中的感觉。参与者用两只手臂控制龙虾的两条前腿，而通过身体其他部位的微小动作控制其他 6 条腿，然后由程序员对信号做出复杂算法的合并。同时操控 8 条腿是一项十分艰巨的任务，但一些参与者做到了。基于实验结果，拉尼尔创造了"小矮人灵活性"（humuncular flexibility）一词，指出大脑在代表身体时具有惊人的可塑性。

　　几年后，斯坦福大学研究员杰里米·拜伦森（Jeremy Bailenson）及其同事通过更科学的方法测试"小矮人灵活性"，观察人们是否能学会准确控制虚拟现实中的第三只手臂。[26] 当你戴上 VR 眼镜、抓住手中的两个控制器时，你就可以在虚拟空间中看到自己的双臂，还会看到一只额外的手臂从胸部中央的位置伸出来。你的任务很简单，一旦面前的盒子改变了颜色，就操纵虚拟手臂去触碰它。但是，你面前有很多盒子，想要好好完成任务，就必须把三只手都用上。左右两条虚拟手臂控制起来很简单，你只要动自己的手臂就可以了，但中间的第三只手臂需要你通过旋转手腕来控制。结果表明，只需要 3 分钟，参与者就能学会控制第三只手臂了。从任务完成的表现来看，他们完全可以适应新的身体计划。

　　虚拟现实中的探索不受身体限制，也没有那么多条条框框。在虚拟世界里，你可以拥有一条由臀部运动来精准控制的尾巴；[27] 可以变成高尔夫球那么小，或者摩天大楼那么高；可以长出 6 根手指、变成有翅膀的苍蝇，或者像章鱼博士一样拥有腕足。

我们正在进入虚拟现实的新时代，大脑的灵活性正与虚拟现实世界蓬勃的创造力碰撞出新的火花，而人类在虚拟世界中的身份也不再受限于现实身体这一进化的偶然产物。我们可以加速进化过程，把速度从万古不变直接调到瞬息万变。我们可以将身体改造成大自然都无法想象的模样，让这些虚拟化身真实地存在于神经世界。

还有一种有趣的可能性是，改变身体可能也会改变思想。一项研究表明，在虚拟世界中体验老年的大学生更有可能将现有资金投入储蓄中，体验过女性分身的男性会变得更有教养，而看到自己虚拟分身锻炼成果的人更有可能在现实中坚持锻炼。[28] 漫画中，章鱼博士走上歧途，就是因为他的身体发生了变化。身体多了 4 只机械臂，大脑就需要重新连接，他的想法也随之改变了。[29]

LIVEWIRED　**"我是谁"取决于大脑的连接方式，调整身体构造或许真的可以改变一个人。**

有个真实的例子。在金属冶炼厂工作的奈杰尔·阿克兰（Nigel Ackland）在一次工业事故中失去了右臂。事故对他打击很大，他的身体因此残疾，情感上也崩溃了。后来，他安装了一只精致的仿生手臂，这样一来，他的大脑就能向他剩余的神经和肌肉发出指令，以控制仿生臂流畅地完成十几种不同的动作。[30] 但问题是，如果让阿克兰转手腕，他就会举起手臂，让手腕带动手旋转，只要他愿意，他的手就可以转个不停，像一个慢速自旋的陀螺。

和普通人相比，阿克兰的身体更好，因为受到的约束更少。一般来说，身体中的韧带和肌腱会限制一部分运动，让我们做扭转动作时有一定的角度限制，而生物工程师设计这只仿生臂时，并没有遵循过往这些限制性原则。据推测，阿克兰的想法可能与我们的有很大的不同。比如他可能会想"不如就让我的手一直转下去吧"，或者"只要不停地旋转右手，我就能把灯泡旋紧"。

仿生时代呼啸而来

内格尔、无臂弓箭手和小狗费思的故事告诉我们，大脑能适应并驾驭它所在的任何身体。正如舒尔曼的仿生臂和猴子的棉花糖喂食器一样，大脑也很清楚该如何操作新设备。颅骨中的神经网络会发出运动指令（向左倾斜），随后评估外界的反馈（滑板倾斜并晃动了），不断调整参数，最终熟练掌握技能，完成任务。

大脑真的可以适应任何世界或任何身体计划吗？几百年后，我们很可能会看到在月球或火星上出生的人类婴儿，他们会在与地球不同的重力条件下长大。因此，他们的身体可能会有不同的生长发育轨迹，也可能会有不同的延展度，以适应不同重力条件下的行走。在遥远的未来，神经科学家还将对这些婴儿的身体和大脑发育进行研究，评估他们的记忆、认知或意识体验是否存在差异。

了解大脑动态重连的原理对各行业的发展意味着什么？想象一下，汽车制造商设计出一款发动机，然后将其放入任何一种设备中，如割草机、三轮车、卡车甚至是宇宙飞船。如果发动机能自我调整以更好地驱动设备，那该有多好！还可以想象一下，如果购买汽车后，制造商能提供一些附加的配件，如鳍或可伸缩的腿，并让汽车自己弄清楚该如何使用它们，又将如何？

LIVEWIRED　我们正在进入仿生时代，届时人们可以享受比我们与生俱来的身体更好、更持久的外围设备。

100 万年后，当完全不同于现代人类的人类后代想要研究我们时，也许历史上的这一刻将被他们认为是我们第一次走出发展低谷的转折点，我们开始掌控身体的未来了。仿生学将变得越来越普遍。我们曾孙辈的腿失去功能时，他们不会瘫坐下来；他们的手臂被截肢时，他们也不会去接受施舍。相反，他们将为身体装上义肢，他们的大脑也会找到控制义肢的办法，而那些截瘫患者将穿着由思维控制的外骨骼尽情起舞。[31]

除了恢复失去的功能，我们的后代也许还将充分扩展他们的运动能力，超越传统的生物限制。儒勒·凡尔纳（Jules Vernes）曾在科幻小说中写道："人类能在不到一天的时间内穿越大西洋。"现在，凡尔纳的梦想已经实现了。而在未来，真的看到 8 条腿的章鱼博士，也不用感到稀奇。那时的人类将不再受到现有身体的限制，可以通过控制任意物体，让意识在浩瀚的宇宙中自由翱翔。

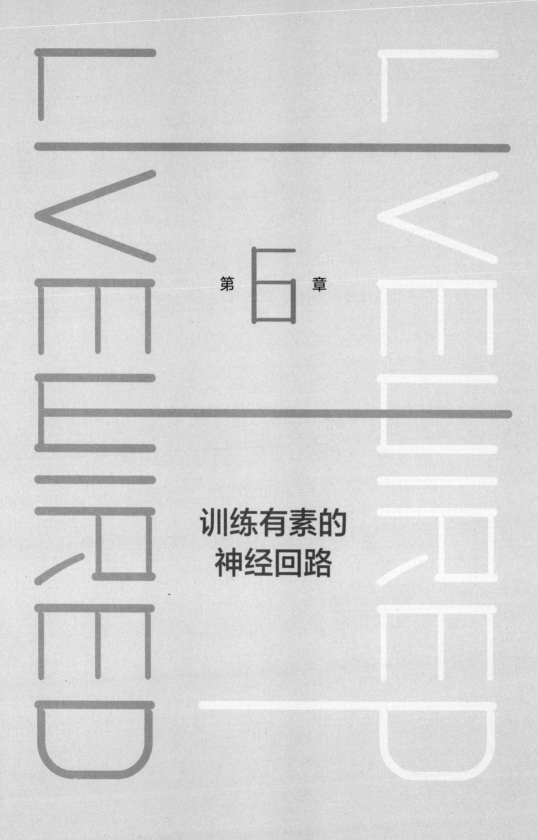

第 6 章

训练有素的
神经回路

彐个女儿都成为国际象棋特级大师，父母究竟对她们的大脑做了什么？

为什么音乐家的大脑皮质会比普通人多出一个像希腊字母 Ω 一样的皱褶形状？

为什么肌肉短暂的痉挛或颤抖，或有东西碰到你的腿，都会让你觉得是手机在振动？

　　拉兹洛·波尔加（László Polgár）有 3 个深爱的女儿。他喜欢玩国际象棋，于是进行了一个小实验：波尔加和妻子在家教女儿们不同学科的知识，也严格训练她们下国际象棋。每天，她们都执黑白棋子在 64 个方格组成的棋盘上跳跃、对弈。

　　大女儿苏珊在 15 岁时已经成为一名世界级棋手。1986 年，她获得国际象棋男子世界锦标赛的资格，她也是第一位获得这项赛事资格的女性，并在 5 年内获得了男子特级大师的称号。

　　1989 年，苏珊在取得一系列惊人成就的同时，她 14 岁的妹妹索菲亚在一场于意大利举行的国际象棋锦标赛中夺得冠军，"罗马之旅"一战成名，这是有史以来同龄女子参赛选手获得的最好成绩之一。后来，索菲亚获得了国际特级大师及女子特级大师称号。

　　还有最小的妹妹尤迪特，她是世界公认的、有记录的最佳女子棋手。她在 15 岁零 4 个月时就摘得特级大师称号，并且一直是世界国际象棋联合会百强中唯一的女性。有一段时间，她保持在前十强的位置。

　　是什么造就了姑娘们的传奇？因为她们的父母坚信，天才并非与生俱来，而是后天塑造的。[1]波尔加夫妇每天训练孩子们下棋，不仅是为了让她们接触国际象棋这项运动，更希望国际象棋能反哺她们。每次下棋的表现不同，她们得到父母的反馈也有所不同：有时是拥抱，有时则是严肃的神情；有时是赞许，有时则是担忧的目光。渐渐地，她们的大脑中产生了大量与国际象棋有关的神经回路。

我们已经了解大脑是怎样根据输入的信息重塑的，但事实上，进入大脑的繁杂数据并非同等重要。

LIVEШIRED　　**大脑如何有侧重地处理信息，与你如何分配时间息息相关。**[2]

如果你决定改变自己的职业，比如投身鸟类学的研究，那么你的神经资源将被更多地调配至钻研不同鸟类之间的细微差异，如翅膀的形状、胸部的颜色、喙的大小等。而在系统地学习鸟类学之前，你的神经资源可能只够用来识别更加宏观、粗糙的差异，比如那是一只鸟还是一架飞机。

小提琴家和钢琴家迥异的神经地图

关于小提琴家伊扎克·帕尔曼（Itzhak Perlman）流传着这样一个故事。在他的一场音乐会结束后，一位观众对他说："我愿意献出生命来完成这样的演奏。"帕尔曼回答道："我正是这样做的。"[3]

每天早上 5 点 15 分，帕尔曼准时从床上爬起来。在简单地沐浴和用早餐后，他开始了上午 4.5 小时的练习。午餐过后，锻炼一小会儿，他又开始了下午 4.5 小时的练习。帕尔曼每天都是如此，除了举办音乐会的日子，那天他只能完成上午的练习。

　　大脑回路能反映出你所做的事情，因此，一位训练有素的音乐家的大脑皮质明显与众不同，即使你不是专业人士，也能在脑成像中看到这种差异。如果仔细观察与手部活动相关的运动皮质区域，你就会发现一些令人惊奇的现象：音乐家的大脑皮质上有形状像希腊字母 Ω（奥米伽）一样的皱褶，而普通人没有。[4] 在乐器上数千小时的勤学苦练从结构上重塑了音乐家的脑组织。

　　研究并没有到此为止。小提琴家帕尔曼和钢琴家弗拉基米尔·阿什肯纳齐（Vladimir Ashkenazy）都对他们的事业有着强烈的奉献精神，他们每天夜以继日地练习并遵循严格的时间表，这让他们的大脑看起来十分不同，很容易就能分辨出哪个大脑属于谁。像帕尔曼这样的弦乐演奏家，只有一个大脑半球显示出 Ω 符号，因为他的左手负责所有精细的工作，而右手只负责拉琴弓。而像阿什肯纳齐这样的钢琴家，两个大脑半球都显示了 Ω 符号，因为他需要用双手在琴键上进行精妙的表演。你只要盯着运动皮质，就能分辨出扫描仪里出现的是什么样的音乐家（见图 6-1）。

小提琴家的大脑　　　　　　　　钢琴家的大脑

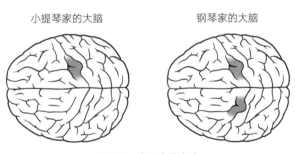

图 6-1　音乐家的大脑

小提琴家和钢琴家之间的差别，通过运动皮质就能分辨出来。

　　大脑的重塑不仅反映一只手所做工作量的多少，而且反映这只手具体做了些什么。假如你在工厂的装配线上班，被随机分配到两项工作中的一项：往罐子里装小弹珠或者盖上罐子盖。这两项工作都需要使用右手，但第一项工作必须很好地运用指尖，第二项则主要使用手腕和前臂。如果你是装弹珠的人，支配手指的大脑皮质将比较发达，代价是牺牲手腕和前臂的皮质；如果你是盖盖子的人，情况正好相反。[5]

你反复做的事情会映射在大脑结构中。这不仅仅与运动皮质有关。假如你花几个月的时间学习盲文，你大脑皮质中代表食指触摸的那部分将会增加。[6]如果你成年后开始玩杂耍，你大脑皮质中的视觉区域会更发达。[7]

LIVEWIRED　**大脑不是单纯地反映外部世界，而是更具体地反映"你"的外部世界。**

这也是某人擅长某事的根本原理。职业网球运动员塞雷娜·威廉姆斯（Serena Williams）和维纳斯·威廉姆斯（Venus Williams）这对姐妹花费多年的时间来训练，以便在激烈的竞赛中自动做出正确的动作：旋转、反手、前冲、后退、瞄准、扣杀。[8]经过数千小时的训练，她们已将这些动作烙印在了大脑的潜意识中。可若是玩一个高级认知游戏，她们就没什么赢面了。威廉姆斯姐妹的胜利源于她们将大脑打造成了训练有素的机器。

你可能听说过"一万小时定律"，花很长时间练习一项技能，才有可能成为专家，无论这项技能是冲浪、洞穴探险还是演奏萨克斯。虽然精确的小时数无法量化，但大体规律是公认的，你需要做大量的重复练习来重塑神经网络。还记得桑德林和那辆改装自行车吗？虽然他知道了那辆自行车是怎样运行的，但靠这些知识并不足以驾驭它，桑德林需要投入几周的时间来练习。同理，那些被迫用耙子去拿食物的猴子的身体机能因为加入了工具而被重塑，耙子成了它们身体计划的一部分。[9]前文没有提及的是，只有当猴子积极地使用耙子时，这种重塑才能起效。如果猴子被动地持有它，就不存在大脑重塑。大脑需要反复练习使用工具，而不仅仅是拿着它。"一万小时定律"由此而来。

大脑不仅会因练习输出——比如拉小提琴、打网球或操纵耙子而发生变化，在输入端也会发生变化。医学院的学生为期末考试苦读了 3 个月之后，他们大脑中的灰质体积发生了巨大变化，甚至用肉眼通过大脑成像就能看到。[10] 成年人学习如何通过镜子倒读，也会发生类似的改变。[11] 伦敦出租车司机的大脑空间导航区域明显不同于其他人群，他们的双侧大脑半球都显示出扩大的海马结构，这是外部世界存储在脑内的地图的相应区域。[12]

LIVEWIRED **你把时间花在什么上面，大脑就会做出什么改变。人不仅"如其食"，而且"如其事"，你的经历终会成为身体的一部分。**

这就是波尔加姐妹能够成为国际象棋世界冠军的原因。并非有一组基因编码着下棋的技巧，而是因为她们通过反复练习在大脑潜意识中编码了兵、马、象、车、王和后的权利与规则。所以，大脑映射了她们的世界，但它是怎样实现的呢？

语言如何使日本婴儿和美国婴儿的大脑如此不同

最近，我在网上看到一个表情包，一张人脑的图片上方写着"嘿，我觉得你口袋里的手机好像振了一下"，底部则写着"开个玩笑罢了，你的手机根本就不在口袋里，傻瓜"。

手机"幽灵振动"是 21 世纪特有的一种现象。有时候，肌肉短暂的痉挛、颤抖或者什么东西碰到你的腿，都会让你觉得是手机在振动。如果这种感觉的频率和持续时间与手机的振动感差不多，你的大脑就会误以为有人在联系你。30 年前如果有相同的感觉，你可能会以为有只苍蝇落在身上了或者是衣服被蹭了一下，又或者有人与你擦肩而过。为什么身处不同年代，人们对腿上这种模糊感觉的反应会有所不同呢？因为现在手机已经成为这种振动感的最佳解释。

要了解大脑中发生了什么，可以以丘陵地貌作类比。在丘陵地貌中，一滴雨水想要落入湖中，不一定要垂直落下，只要落在环湖的山坡上，无论是落在北坡、南坡、东坡还是西坡，最终都会汇入湖中。同样，你大腿上的感觉也不一定是嗡嗡作响的电话带来的，它可能是牛仔裤的轻微移动、大腿肌肉的抽搐瘙痒或者肌肤轻触沙发引起的。但只要这种感觉和手机振动类似，大脑就会将这些线索指向一处：这是一条重要的短信，你等不及要去看一眼了。脑内地貌是由你世界里的重要事件构建而成的。

想想我们是如何理解语言的。你当然可以理解母语的发音，但外语中总有些听起来类似的发音，让你难以分辨。为什么会出现这种情况呢？事实证明，讲不同语言的人的大脑的确有不同之处。然而，他们的大脑并非生来如此，你我的大脑也是一样。

试着了解人类的声带能发出的所有声音的频率就会发现，它们都处于一个平滑、连续的区间。尽管如此，你仍然能分辨某些特定的声音，无论是由你的父亲、保姆还是老师发出的。你清楚，不管是一个拉长音的"e——"还是一个短促的"e"，都属于"e"类发音。同样，你得克萨斯州的朋友慢吞吞地发出"aeee"的声音与你澳大利亚的朋友发出的"oy"声音十分相似。过往的经验告诉你，这些人发出的是相同的声音，所以你的神经网络会据此建立相应的地貌。而在这样的地貌中，所有这些相似的声音就会如雨滴从山坡汇入湖泊一般，在脑中形成相同的解释。

在这些高山低谷间，你逐渐会收集到像"A""I""O"这样的声音。随着时间的推移，你与说另一种语言长大的人就会用不同的方式在平滑、连续的声音区间中识别各自语言的声韵体系，最终，你们脑中形成的地貌也将有所不同。

假如有一个在日本出生的婴儿隼人和一个在美国出生的婴儿威廉，他们的大脑在刚出生时并没有不同。但是，身处日本大阪的小隼人从出生开始听到的就是日语，而小威廉在美国的帕洛阿托市听到的都是英语。我们知道，英语的发音与日语的发音截然不同，不同的发音在不同语言中有着各自的意义。这两个婴儿能不能区分"R"和"L"两种发音呢？

在英语中，"R"和"L"组成的单词有不同的意思，比如"right"（右边）与"light"（光）、"raw"（原始的）与"law"（法律）的意思各不相同。而在日语中，"R"音与"L"音没有意思上的区别。因此，小威廉在塑造他的脑内地貌时，会把对"R"和对"L"的解释看作是一座山脉的两座不同山峰，这样他就可以清晰地分辨这两个发音之间的差异。而小隼人在记忆这两个发音时，会把脑内地貌塑造为一条山谷，不管是听到"R"还是"L"，都会汇集到相同的意思。也因此，小隼人听不出这两个发音有什么区别。[13]

显然，孩子的大脑不是生来就适应某种语言的。如果美国的母亲在怀威廉时就搬到大阪居住，而日本的母亲在怀隼人时搬去了帕洛阿托，那么孩子们长大后就会流利地说出居住地的语言，并能与其他人顺畅交流。因此，是孩子们直接接触的环境塑造了他们大脑内独特的神经地貌，而非遗传因素。

环境的直接影响开始得非常早，甚至早于小隼人和小威廉学会说话之前。通过观察婴儿听到声音变化后吮吸乳汁的行为变化可以证明这一点。比如，对着正在吃奶的婴儿持续发出"R"的声音，而后忽然改为发出"L"的声音，就像"RRRRLLLL"，婴儿在听到声音变化的时候会吮吸得更快一些。小威廉和小隼人 6 个月大时，都会在听到"R"转成"L"时加快吮吸的速度。但是到了 12 个月大的时候，小隼人就不会对"R"和"L"声音的变化做出更多反应了。因为在他听起来，这两种声音是一样的，都流进了同一个湖泊，意义相同。

此时，小隼人的大脑已经失去了辨别这两种声音的能力。而对小威廉来说，他的大脑被动地听到父母说的成千上万个英文单词，并从中得知"L"和"R"分别包含不同的意义。与此同时，小隼人的大脑学会了识别其他声音，而这些声音是小威廉的大脑无法识别的。就这样，听觉系统在两个婴儿的大脑中分别建立起来，系统内部的联结也变得更为紧密，以最大限度地体现你所说语言的独特性。这一切都取决于你降生到这个星球上时身处何地。

与学习语言的过程类似，识别手机振动也并非你与生俱来的能力。当手机振动与身体感觉高度相关时，它就塑造了你这一部分的神经地貌，让你的大脑对类似的感觉产生相似的概念。就像小隼人对"R"和"L"的声音难以区分一样，你也将这些广泛的轻微振动、抽搐、颤抖的感觉都归为手机振动这一个解释。

至此，我们可能会得出这样的结论，重复的练习或者体验是决定脑内神经回路的关键因素。但事实上，有一个更深层次的原则在发挥作用。

你所关注的事物塑造了你的大脑

让我们回到那只名叫费思的小狗的故事，它的大脑魔术般地发现了身体的与众不同。现在，我们可以研究得再深入一些，找寻一下被藏起来的那块拼图：小狗费思有什么特别吗？还是说其他的狗也可以用两条腿走路呢？如果狗能用两条腿走路，为什么它们还要用四条腿呢？

小狗费思重绘了它的神经地图，而这与它的生活经历密切相关，这说明狗狗的大脑正在被目标塑造着。费思需要想办法吃到食物，但它又没办法像其他四条腿的兄弟姐妹一样跑过去吃东西，而且也不会有无人机或者外卖之类的服务把食物送到它面前。因此，它必须想出一个解决方法。在尝试了很多种策略之后，费思的大脑终于找到了一种方法，那就是用两条后腿支撑身体的平衡，一步一步地蹒跚前进，这样费思就可以自己觅食了。经过一段时间的练习，它就走得很好了。假设它没有尝试用两条腿走路，它可能早已饿死了。对生存的渴望促使人脑中的神经回路尝试了各种方法来解决难题，这也让它得到了食物、居所以及主人的关爱。

大脑的目标决定了神经回路如何改变以及何时改变。对波尔加姐妹、帕尔曼和阿什肯纳齐来说，他们能成为各自领域的专家，是因为他们的期望与行动一致。想象一下，若是威廉姆斯姐妹有一个什么都做不好的兄弟叫弗雷德，而他们的父母往弗雷德的手里硬塞了一个网球拍，逼着他年复一年地练习打网球，而弗雷德却偏偏讨厌打网球，同学们从来没觉得他打得好，他也从没赢过比赛，更没有长辈夸奖过他。那么，他日积月累的训练有什么作用吗？答案是，没有。因为弗雷德的内部激励机制与外在的训练不符，所以即使身体一直在动，他大脑的神经回路也不会发生改变。

这一点很容易通过实验来证明。假设有这样一个实验，一个人正在你的脚上敲出莫尔斯电码，与此同时，另外一个人在旁边播放一系列的声音。如果你能解开莫尔斯电码赢得现金，那么大脑中与足部触觉有关的区域（位于躯体感觉皮质）的分辨率就将升高；听觉皮质虽然也受到了刺激，但在这项实验中听觉刺激与奖励无关，所以听觉皮质不会发生变化。如果在另一个实验中，你回答关于声音间细微差异的问题可以赚到钱，而关注敲击的节奏没有奖励，那么你的听觉皮质会发生变化，而躯体感觉皮质则没有。[14] 在这两种不同的奖励机制下，尽管来自客观世界的刺激完全相同，大脑皮质发生改变的区域却大相径庭。这也就是为什么弗雷德在网球方面难有长进，在练习网球的这些年里，他没得到过任何奖励。

LIVEWIRED　**能否获得积极的反馈，决定了我们的大脑如何绘制神经地图。**

上述理解大脑的角度可以为医学上恢复脑损伤提供新的启发。假设一位朋友不幸罹患脑卒中——运动皮质部分受损，导致一只手臂基本瘫痪。在尝试了很多次以后，他还是没办法用这只虚弱的手臂完成日常生活中必要的任务。沮丧之余，他只得依靠没有瘫痪的那只健康手臂生活。这种情况很典型，一般来说，他那只虚弱手臂会越来越虚弱无力。

但我们既然知道了动态重连，或许可以用其为治疗脑卒中提供新方案——约束疗法，即束缚住这位朋友健康的手臂，让他不得不用虚弱的手臂来解决生活问题。这个方法看似简单，实际上巧妙地利用了期望与奖励机制，通过强迫使用虚弱的手臂来重新训练受损的大脑皮质。毕竟，他有内在的动机，他需要经常用手把三明治拿到嘴边、转动钥匙开门、把手机拿到耳旁接听电话，以及其他一切生活必需的动作，来获得尊严、自给自足。虽然约束疗法在最开始时可能会给人带来很深的挫败感，却是真正的灵丹妙药，它迫使大脑去尝试新的方法来维持机体的生活，并用正向激励记住并强化那些有效的行动。

还记得那些神经地图发生改变的银泉猴吗？约束疗法的灵感正是源于那项研究。在之前的实验中，陶布将猴子的手臂神经切断之后，产生了一个大胆的猜想，猴子不再使用神经受损的手臂，是否仅仅因为健康的手臂更擅长完成任务？为了验证这个猜想，陶布开始进行下一步实验，他把猴子健康的手臂用绷带吊起来，这样猴子就没办法用这只手臂完成任务了。现在猴子面临的问题是，它的一只手臂神经受损，另外一只则被牢牢固定动弹不得，如果它想吃东西，就只能去尝试使用那只神经受损的手臂。结果表明，猴子果真成功使用那只神经受损的手臂去完成任务了。让猴子的手臂更有力的办法是损伤这只手臂的神经回路，这听起来挺矛盾的，但也正因为这样，陶布才发现了约束疗法。[15]

让我们再次回到小狗费思的故事中吧。是不是所有的狗都能用两条后腿走路呢？答案是肯定的。但绝大多数的狗终其一生都没有理由或动机去尝试这样走路，更无法熟练掌握这项技能。所以，小狗费思出名不是因为它是世上唯一能用后腿走路的狗，而是因为它是世上唯一真正依靠后腿生活的狗。之前提到的使用回声定位的盲人也是如此。研究表明，视力完全正常的人也完全可以学会回声定位，但他们中的绝大多数都没有足够的动机花费大量时间来重塑神经回路。[16]

奖励是一种重新连接大脑的好方法。我们应当庆幸，自己并不需要依靠吃饼干或得到现金来激励大脑改变。一般来说，大脑的改变与你的目标有关。如果你生活在纬度较高的地方，需要具备冰上捕鱼和区分雪花形态的能力，你的大脑就会将编码重点放在此类事情上；如果你生活在赤道地区，需要具备避开毒蛇和辨别可食用蘑菇的能力，你的大脑则会把资源调去学习这些。以事件与目标的相关性为指导，大脑可以灵活地获取生活中的重要细节。脑中的数十亿神经元就像一张巨大的画布，我们过着怎样的生活，都会呈现在上面。我们在画布上填涂的颜色与生活中用到的专业知识息息相关，无论是篮球、戏剧、羽毛球、蹦极，还是希腊文学、电子游戏、排舞、酿酒。

LIVE**WI**RED　**当一项任务与我们生活中的主要目标大体一致时，它就会被反映在神经回路中。**

作为类比，我们可以想想政府是如何不断自我改良的。政府运转中的一些细节就像不同角度的镜子，微妙地反映出国家当前的目标以及正在经历的事件。亟待处理的事件不同，政府会决定在某一方面增加预算还是削减开支，比如当国家受到外部威胁时，政府会调拨更多款项用于军事；而在和平时期，政府自然更加关注社会问题。就像国家会通过不断调拨资源、调整政府架构来应对不断变化的形势一样，大脑也会调动资源处理重要目标。

乙酰胆碱，一万小时定律成败的关键

大脑是如何判定事件的重要性，并据此改变神经回路的呢？一种策略是，当某些事件高度相关时，神经可塑性就会提高。事实上，大脑只会对同时发生的事件进行编码。

比如，当你看见一头奶牛，同时听到了"哞哞"声时，这两件有关联的事就会被打包存储。但是，这一进程通常很慢，因为事件可能并非真正相关。比如，当你看到一头奶牛时，可能碰巧同时听到不相干的狗吠声。大脑如果把那些偶然同时发生却无关联的大量信息永久存储下来，是很不明智的。大脑的解决办法是放慢存储速度，每次只记一点信息。时间一长，实际关联的事件总会经常发生，而偶发事件则不会。这样一来，大脑就可以去伪存真，将那些同时发生且有实在关联的事件共同编码，而把无关事件从存储范围内剔除出去。

尽管大脑会通过缓慢而稳定的方式巧妙地存储信息，但不会每次都采用这种"取平均值"的方法。假如有一次你不小心碰到了一口热锅，手上传来的痛觉就会立刻告诉你，下次不要再碰它了。这是大脑的紧急机制，一次尝试后，它会永远记住那些可能造成肢体伤残或威胁生命的事件。

这种单次学习机制也不单单出现在遇到威胁的时候。回想一下，在你年幼的时候，你的婶婶也许曾教给你一个新词，比如"石榴"。你并不是在紧急情况下学会这个词的，你的婶婶也没有将它复述上百次。她只提了一次，你就记住了，为什么呢？因为学会这个词对当时的你来说很重要。你非常爱你的婶婶，而学会"石榴"这个新词既可以让你和她更好地沟通，还可以让你要到美味的石榴吃。这种单次学习机制不是因为你遇到了威胁，而是因为它与你的生活息息相关。

在大脑内部，事件相关性通过广泛的神经元系统来表达，这些系统释放的化学物质被称为神经调质(neuromodulator)。[17]由于其释放具有高度特异性，神经调质只会在特定的时间和地点发生变化，而不是每时每刻都在改变。[18]有一种特别重要的调质叫作乙酰胆碱(acetylcholine)，释放此种调质的神经元是受奖赏和惩罚系统双重驱动的。比如，当动物学习一项任务，其大脑需要做出改变时，这些神经元就会活跃起来；而任务完成后，它们的活跃性又会降低。[19]

乙酰胆碱出现在某一脑区，大脑便知道它何时需要改变，却无法得知怎么改变。换句话说，当胆碱能神经元（cholinergic neurons, 释放乙酰胆碱的神经元）在某处活跃时，它们只是提升了这个区域的可塑性；当它们不活跃时，该区域的可塑性就会降到微乎其微。[20]

譬如，如果我用钢琴为你弹奏一个音符如升 F，音符就会触发你脑中听觉皮质的活动，但不会改变与升 F 音符相关的神经连接。为什么呢？因为这个音符对你来说没什么特别的。可是，如果每次你听到升 F 音符，我都给你一块温热香脆的巧克力曲奇，对你来说这个音符就有了一些美好的意义，你脑中有关升 F 音符的皮质代表区也会随之扩大。当大脑发现奖励与音符的出现挂钩时，它就会认为这个音符很重要，会为它分配更多的皮质。

现在，我没有曲奇了，转而在弹奏升 F 音符时直接刺激你脑中的胆碱能神经元。此时，与升 F 音符相关的脑区也会扩大，就像奖励曲奇的效果一样。[21]当大脑发现乙酰胆碱在某一脑区的存在与音符的出现挂钩时，它同样会认为这个音符很重要，会为它分配更多的皮质。

乙酰胆碱在大脑中分布广泛，所以它可以在受到刺激后让大脑发生改变，无论这种刺激是某个音符、某个物品的质地还是他人的赞誉（见图6-2）。这就是大脑用来检测重要事件的普遍机制，通过扩大领地来标记具有较强相关性的事件。[22]

脑区的变化也与你的日常表现相对应，这一点最初是由一项大鼠实验证明的。两组大鼠分别接受了一项艰巨的任务，即从一个又深又窄的凹槽里面抓取糖粒。其中一组大鼠脑中乙

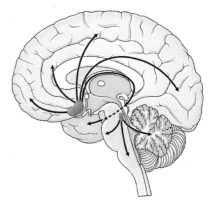

图 6-2　大脑中的乙酰胆碱

乙酰胆碱在大脑中分布广泛，但往往在某些特定的位置释放。这让大脑在这些区域，而非其他区域重新连接。

酰胆碱的释放被药物阻断了，另一组则保持正常。经过两周的训练后，正常大鼠抓取糖粒的速度和技能都有所提升，并且它们掌管前爪运动的脑区也相应地显著扩大了。反观被药物阻断乙酰胆碱释放的大鼠，它们的皮质区域没有扩大，且其抓取糖粒的准确性也没有得到任何提高。[23] 因此，行为改善的基础不仅是重复执行任务，还需要神经调节系统来编码相关性。没有乙酰胆碱在脑中释放，训练一万小时也于事无补。

回到讨厌网球的弗雷德，为什么他和他的两个姐妹同样是接受了长时间的网球训练，只有他的大脑没有改变呢？这是因为他的神经调节系统没有参与。他日复一日地挥舞球拍，就像被药物阻断乙酰胆碱释放的大鼠重复抓取糖粒一般。

胆碱能神经元在脑中广泛分布，为什么它们不在激活之后直接改变所覆盖脑区的可塑性呢？答案是，乙酰胆碱的释放和产生作用是由其他神经调质调控的。当乙酰胆碱释放，打开大脑可塑性的开关后，多巴胺等其他的神经递质开始决定如何改变，记下某件事是惩罚还是奖励。目前，全球各地的研究者仍在努力破解神经调节系统的复杂机制，我们现在知道的是，这些化学递质共同决定了大脑的哪些区域重新配置，哪些区域保持不变。

伦敦的出租车司机是出了名的伦敦"活地图"，他们可以记住伦敦所有街道的分布。他们在这方面受过长达几个月的训练，也因此，他们的大脑结构已经发生了显著变化。出租车司机们能完成这项高难度训练，是因为记住伦敦地图与他们的生活息息相关，只要记住地图，他们就可以有满意的收入；而只有获得满意的收入，他们才能负担房屋贷款、孩子的学费以及支付结婚或离婚的相关费用。

这项研究是在 2000 年首次发布的，有趣的是，现在的司机已经不再需要记住那么多路了，他们可以用谷歌地图在伦敦乃至全世界导航。

到目前为止的人工智能算法在编码事件时，并不关心相关性，只是简单记下所有我们要求它记住的事。这是人工智能的有用之处，也是人工智能不那么像人的地方。它不在乎事件是否有趣，是否与我们的生活需求有关，而是我们告诉它什么，它就记住什么。不管是从数十亿的照片中区分斑马和马，还是追踪世界范围内所有航班的飞行数据，在完成这些任务时，它除了关注统计学上的显著意义，并不在乎哪些事对我们的生活是真正重要的。

当代的人工智能不会像人那样不可救药地迷上米开朗琪罗的某一座雕塑，讨厌茶的苦涩或是被某个人所吸引。人工智能仅用一万纳秒就可以完成人类需要上万小时的学习，但是它不会觉得数字海洋里的某个 0 或 1 比其他 0 和 1 看起来更顺眼。人工智能可以做到很多人类做不到的事，却不能像人一样思考和生活。

数字时代，如何成为更优的学习者

大脑的可塑性，以及可塑性与相关性之间的联系，将如何影响我们对下一代的教育？在传统的教室里，老师会站在讲台上滔滔不绝地把讲义的内容念一遍，学生们却没有主动参与教学活动。这种情况下，学生大脑的可塑性不会有显著的提高，大脑改变的程度也不明显，他们对接收到的信息不会留下什么深刻印象。

这种现象并不是到了当代才引起人们的注意。早在古希腊时期，哲学家、教育家们就已经注意到了这一点。他们虽然没有现代神经科学的实验工具，却有善于发现的眼睛。他们定义了学习的不同水平，认为最高水平的学习是学生投入了相当的精力，对学习中的问题感到好奇，并对知识产生了愈发浓厚的兴趣。

大脑需要接收特定的模式，才能刺激神经递质释放并引发神经重连，这些特定模式与投入、好奇心和兴趣有关。

如何激发学生的好奇心，是几种传统的学习方法都希望解决的问题。例如，犹太教的学者会通过面对面坐着，相互提出有趣的问题来学习《塔木德》（ *Talmud* ）。一切知识都是问题，比如"为什么作者使用这个特定的词而不是另一个？""为什么这两位权威人士说法不一？"，这让学习者不得不主动思考答案，而非死记硬背。这是一种很古老的学习方式。

我最近偶然发现了一个网站，上面有很多关于微生物学的"《塔木德》式思维"的问题："既然孢子可以有效确保细菌存活，为什么不是所有物种都会制造孢子呢？""我们是否能够确定生命只有细菌域、古菌域与真核生物域这三域？""为什么酶生成的肽似乎不能缩合形成大小合适的蛋白质？"这个网站不是在简单地罗列知识，而是提出了数百个诸如此类的问题，吸引读者通过思考找到答案。一般来说，当你想要学习什么的时候，加入研究小组总会有些帮助。从微积分到历史学，这种问答式的学习方法激活了大脑的社会机制，鼓励人们参与到广泛的讨论中去。

20 世纪 80 年代，著名科幻作家艾萨克·阿西莫夫（Issac Asimov）接受了电视记者比尔·莫耶斯（Bill Moyers）的采访。阿西莫夫清楚地看到了传统教育体系的局限性，他表示：

> 今天，人们所谓的学习是外界强加的。每位学生都被迫在同一天，以同样的速度，在课堂上学习同样难度的东西。事实上，每个人接受知识的方式和程度根本就不一样啊。同样的课程，对一些学生来说太简单了，有些学生却学得很吃力，甚至还有些学生方向都不对。[24]

阿西莫夫主张开展个性化教育。虽然他还无法描述更多的细节，但期待未来世界可以实现这一点，尤其期待互联网可以做到：

> 让每位学生能够从一开始就按照自己的步调学习。他们在自己的家里找到感兴趣的事物，并按照自己的学习速度在合适的时间探究其中的奥妙。这样，相信每一位学生都会爱上学习。

如阿西莫夫所描述的，比尔·盖茨（Bill Gates）和梅琳达·盖茨（Melinda Gates）等慈善家正致力于开发一个自适应的学习系统，来激发学生的学习兴趣。他们希望能通过软件快速评估每一位学生现有的知识水平，再指导其进行下一阶段的学习。这样一来，软件就好像学生一对一的家教，而这位"家教"能够按照合适的速度给学生讲授知识，提供他感兴趣的学习材料，让他能够充分吸收，从而爱上学习。

和阿西莫夫、盖茨及其他网络学习的支持者一样，我也认为这样的学习方法是行之有效的。当人们在网上搜索一个词条时，他们可能会因兴趣点击词条里的其他关键字，不断浏览关联词条。即使他们这样做时不带有特定的目的，他们也已经在高效地学习了。只要有问题浮现在脑海中，人们就可以通过互联网搜索到想要的答案，满足自己的好奇心。这就是储备型学习（系统学习某一方面的知识以备不时之需）和即时型学习（想知道某一特定的知识时，立刻搜索并得到答案）的主要区别。

LIVEWIRED　**一般来说，只有在进行即时型学习时，神经调质才会大量释放。**

老话说，听君一席话，胜读十年书。如今，古代哲学家的智慧在便捷的互联网中得到了印证，学生可以自行规划自己的学习之路。当他们有问题时，可以在网上找到最适合回答这个问题的"智者"，这一学习过程既包含了兴趣与知识的相关性，又包含了即时获得答案的奖励，学生的大脑自然会发生改变。反之，如果向学生填鸭式地灌输知识，就会让他参与感全无，对学习失去兴趣。这就好比拿着鹅卵石去砸石墙、逼着弗雷德去学习网球，都不会有好结果。

在学习中即时获得奖励，为教育的游戏化提供了启发。自适应软件能让学生像完成游戏任务一样进行"打怪升级"式的学习：每一次问题的难度总比学生当下的知识水平高出那么一点儿。虽然学生需要付出很多努力，但总能找到正确答案。如果学生不能顺利解决问题，接下来几题的难度都会保持在相同的水平；一旦他找到了答案，新问题就会变得更难一点。在应用这种自适应软件时，教师依然需要教授学生基本的概念，并在适当的时候指导学生学习的方向，但从根本上说，考虑到大脑适应并重塑连接的方式，与神经科学相兼容的学习方法就能让学生满怀热情地主动探索人类知识的殿堂。

这样看来，教育的未来是光明的，但还有一个问题，既然大脑的改变是源于经验的积累，那看着电子屏幕长大的这一代又是如何积累经验的？他们的大脑与之前几代人的大脑有什么不同吗？

出乎意料的是，目前神经科学领域还缺乏相关研究。难道我们的社会不想知道数字一代的大脑和非数字一代的大脑之间的区别吗？

我们很想知道，只是在这方面开展有意义的对比研究异常困难。因为很难找到科学的对照组与数字一代的大脑做比较。毕竟，你很难找到一组现在 18周岁，完全没接触过网络，而其他条件都与实验组相同的青少年作为对照组。同一代很难找到对照组，要不然试试和他们的上一代比较一下？数字一代的父母辈不是敲着键盘长大的，而是玩着街头棒球、嘴里塞满奶油夹心面包、看着电视剧《脱线家族》（*The Brady Bunch*）长大的。可是两代人在政治、营养、污染和文化创新等方面存在数不清的差异，也很难将大脑的差异归因于某一特定的因素。

由此可见，想做一个变量控制良好、有关数字时代如何影响大脑成长及改变的实验着实很棘手。尽管如此，我还是持乐观态度。人类的知识不是封闭的，不能被轻易地总结定型。你可能还记得曾经去图书馆查阅图书的情形，你打开《大英百科全书》，翻开其中一章，如字母 H 开头的那章，然后迅速浏览感兴趣的内容。尽管书里面的文字可能是 10 年前或 20 年前写就的，但你仍然希望想要知道的东西都在上面。因为要是它包含的资料不全，你还得按照图书馆里的图书分类索引去另一个书架前翻书，并祈祷那儿有你要的资料。有时候，还没等查完，父母就会喊你回家吃晚饭了。

在很短的时间内，这一切都变了。以前，晚餐时要想向家人证明你是对的，你得高谈阔论，用"雄辩"说服其他人；而现在，要想结束辩论，你只需要把手机拿出来搜索，"事实"就会跳出来，让其他人闭嘴。讨论的过程变快了，一个问题解决，人们就会立马跳到下一个问题。有时，我们想查点资料，却会发现新鲜的名词层出不穷，吸引着我们点开一个又一个链接，跳转一个又一个页面。等跳到第六个页面时，我们会发现自己居然开始浏览起从未涉猎的知识了。

及时、有关联地获取信息非常有效，是因为脑内的新想法都是由我们已经获取并存储的旧信息加工组合而成的。如今我们可以接收到比以往多得多的信息[25]，数字一代的孩子更是天生就处于信息爆炸的时代，这让我们的认知半径迅速加大，新机遇也层出不穷。过去的人一定无法想象，年轻一代能将跨界玩出花样，碰撞出新的思维火花。从某种程度上看，这也能解释为什么人类科研成果的爆炸式增长，因为学者间的沟通交流越来越频繁，跨学科研究的趋势也越来越明显。虽然我们仍未清楚地看到信息时代社会将如何发展、政治体系将走向何方，但从神经科学的角度来看，我们将有更加开阔的视野，认知与教育水平也将更上一层楼。

在之前的章节中，我们研究了身体计划引起的大脑变化。在本章中，我们进一步探讨了由练习动作和奖励反馈引起的变化。将所有这些场景联系在一起的大原则是相关性。

LIVEWIRED **只要你正在做的事与奖励挂钩、与你的目标一致，大脑就会根据你在每件事上花费时间的长短来进行自我调节。**

对一个失明的人来说，他需要通过扩展其他感官的功能来继续生活，所以他的大脑就会允许视觉皮质被其他感官皮质占领。如果一个盲人用手指反复触摸盲文，却没有学习动力，那么由于任务与目标不一致，神经元就不会释放合适的神经调质，大脑也就不会重塑，即使他触摸了很久，也照样学不会盲文。同样，如果你确实需要远程操控义肢，你的身体就会学着使用它，就像小狗费思学会用两条后腿走路一样。

总的来说，大脑会根据相关性进行调整，动物也会基于这一原则不断磨炼自己，进行必要的大脑调整，朝着目标前进。在下文中，我们将看到人们如何利用这些原则来制造新型机器人，并且在出现断轴、主板部分烧坏或螺钉松动等情况时，这些机器人也不会停止工作。

但在讲述机器人的故事之前，我们需要先了解药物戒断和心碎的共同之处，以及为什么"吃惊"的情绪对大脑的内部变化很重要。

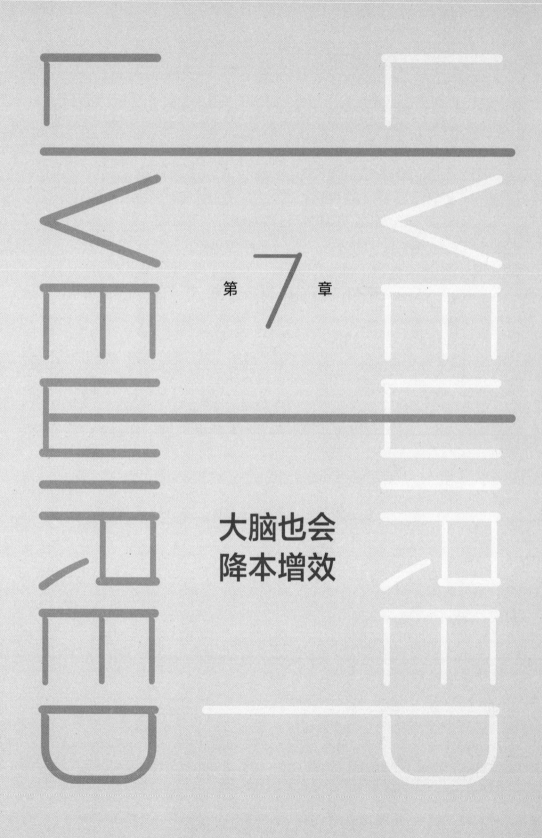

第 7 章

大脑也会
降本增效

为什么仅在 20 世纪 80 年代，人们看书时会觉得页面泛红？

为什么刚从跑步机上下来会感到眩晕？

为什么失恋和药物戒断会有同样的反应？

　　20 世纪 80 年代有一种怪象，人们看到正面印有黑白 IBM 标志的软盘封套，会发现封套上的字母都染上了红色；看到一本书时，会发现书页微微发红。但这种情况只发生在 20 世纪 80 年代，那之前和之后的人们看到的东西都是正常颜色。在那个特定的年代，大脑究竟发生了什么变化？让我们带着这个疑问，一起先回到 2 400 年前。

为什么刚从跑步机上下来会感到眩晕

　　人类历史上最早有记录的视错觉是由一贯善于观察的亚里士多德提出的。他曾看到一匹马在湍急的河流中无法行走，于是驻足想看看别人怎样救马。当他移开目光时，发现除了马之外的其他东西——岩石、树木、土地等，似乎都在朝着与河流流向相反的方向移动。

　　要是你也想试试亚里士多德体验过的这种错觉与惊喜，最简单的方法就是盯着瀑布看。片刻之后将目光移到瀑布旁的岩石上，你会发现石头似乎正在飞流而"上"。

这种视错觉被称作运动后效（motion aftereffect）。它是如何产生的呢？视觉皮质中的一些特定神经元活动代表着向下运动，另一些则代表着向上运动，它们一直在"战斗"。在绝大多数时间里，"战斗"呈胶着状态，两种活动势均力敌，甚至相互抵消，此时，你眼中的世界是稳定的，不会上升也不会下降。

基于此，对运动后效成因的一种流行假说是疲劳，当你目不转睛地注视着向下的运动时，实际上是在大量消耗那些负责观测向下运动的神经元的能量，并使其暂时丧失活力，这样，负责观测向上运动的神经元就占了上风。这种神经元活动暂时的不平衡让你有了其他物体在做净向上运动的错觉。

疲劳假说简单易懂，听上去也合情合理，却是错误的，因为它不能解释视错觉中的一些关键现象。你在盯着瀑布一段时间之后马上紧闭双眼 3 小时，之后再睁开眼，会发现瀑布旁的岩石好像还是在向上运动。这就可以证明，运动后效并不是神经元暂时的能量耗竭造成的，而是有更深层的原因。

事实上，运动后效出现的原因，是大脑的主动校准。持续观察向下运动时，你的视觉系统会把眼前看到的景象判定为世界的新常态，这对大脑来说是个新鲜的刺激。一会儿之后，单调而持续的向下运动会使你的大脑认为世界已经发生了变化，如今这个向下运动多于向上运动的世界，是改变后的新世界。大脑就会通知视觉系统，视觉系统接到指示后，会小心地建立起新的平衡，默认向下的运动多于向上的运动，以适应新的外部世界。如果你将目光从瀑布移到一旁的岩石，就会发现视觉系统出现了一个明显的校准点，让你觉得岩石和树木都在"流"向天空。所以，运动后效的根源，是校准点（静止参考点）发生了变化。[1]

这是为什么呢？因为神经系统总是趋向于建立一个"基本事实坐标系"，好让自己能够更好地发现新刺激。在上述事例中，当你看到的景象全部都是倾泻而下的水幕时，大脑会尽量减少对向下运动的注意，因为它已不再是新鲜事了。神经系统会相应地进行自我调节，最大限度地保持对新信息的敏感。

　　你的大脑随时随地都在进行着诸如此类的动态校准。比如，你刚从一艘小船上下来时，会觉得脚下的土地仍在摇晃，好像你还在水上一般。这就是负后效（negative aftereffect），即水的运动给你的视觉系统带来的"负像"。

　　如果你是一名跑步爱好者，也能感受到类似的视错觉。你的身体向腿下达"跑！"的运动指令之后，你会看到前方的景物也正在奔向你，然后又被你抛到身后，这些流动的景象都会经由视觉系统输入你的大脑。但你在健身房的跑步机上跑步，就不会有流动的信号输入。这样一来，你的大脑就会认为，在你向前跑的时候，周围的景象是静止的。你跑完之后，从跑步机上下来，周围的景象又会重新流动起来，速度甚至比你在跑步机上还快。[2] 和亚里士多德看到的"河中马"以及"瀑布错觉"、"下船错觉"的原理类似，这种错觉也是大脑在依照世界的变化调整其对世界的认知。跑步时，它会考虑如何将移动双腿的动作转化为你双眼看到的流动的视觉场景。

　　还有个例子，看看下方这组黑色和白色线条组成的图案（见图 7-1）。没什么特别的，对吧？

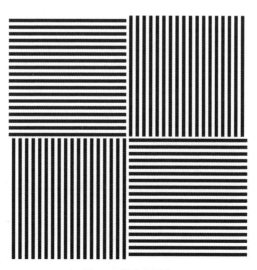

图 7-1　黑白条图案

再来看看这张彩图①，它们分别由水平的绿色线条和垂直的红色线条组成。盯着这些线条看一会儿。先看红色图案几秒钟，再看绿色图案几秒钟，再看红色，然后再看绿色，来回大概 3 分钟。然后，重新去看上面那组由黑白线条组成的图案。你会发现，水平线条的间隙处看起来是红色的，垂直线条的间隙处看起来是绿色的。[3]

为什么呢？因为当你盯着红绿线条看了一段时间以后，你的大脑会意识到绿色与水平线相关，红色与垂直线相关，然后它会进行调整，将这些本来特殊的联系视作新常态。当你回去看黑白线条时，后效就出现了。水平线被自动转换为与绿色互补的红色，垂直线则被转换为与红色互补的绿色。这也与疲劳无关。两位学者在 1975 年发表的研究结果显示，看红绿线条 15 分钟，后效可能持续三个半月。[4]

大脑这种重新校准可以很好地解释 20 世纪 80 年代的怪象。这是因为，很多人那时刚刚开始用计算机显示器来处理文字工作。与现代的显示器不同，早期的显示器只能显示一种颜色，即在黑色背景上文字是绿色的。人们一连好几个小时盯着那些绿色的字母，当他们不看显示器，转而拿起一本书时，书上的字就看起来像是绿色的互补色——红色。那时人们的大脑习惯了显示屏上铺满绿色文字的世界，所以他们在现实中看到的景象也发生了变化。当他们看到软盘封套上面的 IBM 标志时（见图 7-2），也会产生相似的错觉，认为标志泛着红色。IBM 的设计师坚称他们设计的标志是黑白的，完全没有用到红色，可顾客坚称他们看到了红色。

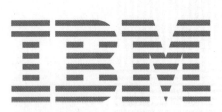

图 7-2　IBM 标志

世界上到底有多少东西在运动？地面是不是稳固的？我们向前走时周围的

———————

① 扫描"注释"页的二维码，立即获取彩图。——编者注

景象是否在流动？那些线条到底有没有颜色，是什么颜色？我们对外部世界的感知并不是由基因决定的，而是会根据我们的现实经历随时校准、随时改变。

特克斯勒消逝效应：大脑只关注变化着的事物

假设你正在看一个单调的场景，视野中只有一种颜色，那么这种颜色很快就会在你的眼前淡化，直至消失。你可以试着把一个黄色的乒乓球从中间一分为二，再把两个半球罩在两只眼睛上，让视野里充满黄色。过一会儿，你就会觉得黄色逐渐变淡了，最后完全消失，好像视觉出现了障碍。这是由于你的视觉系统认为整个世界变得更"黄"了，所以主动适应了这个变化，让你对黄色之外的其他颜色更敏感。

就算你看到的场景没有这么单调，也可能产生视觉消失的错觉。1804 年，瑞士医生伊格纳斯·特克斯勒（Ignaz Troxler）注意到了一个惊人的现象，如果你将视线聚焦在一个被模糊的灰色色斑围住的黑色中心点上，只看中心点而不去看它周围的色斑，并保持 10 秒钟以上，你会发现灰色色斑消失不见了，变成一个浅灰色的方块（见图 7-3）。

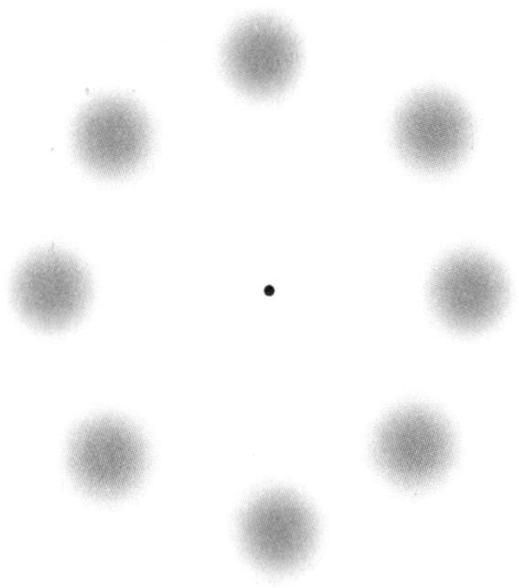

这种现象后来被称为特克斯勒消逝效应，即当中央视觉聚焦时，周围视觉中固定不变的刺激很快会消失。为什么呢？因为视觉系统始终在寻找运动和变化。固定不变的刺激很快会被视觉系统无视，取而

图 7-3 特克斯勒消逝效应

眼睛持续盯住中间的黑点，周围的色斑都将化为虚无。

代之的是新的刺激，毕竟大脑总是希望更新并获取更多信息。

那么，生活中习以为常的一些场所，比如厨房或者工作单位等，为什么没有受特克斯勒消逝效应的影响而消失在视线中呢？首先，与那些模糊的灰色斑点不同，世界上的大部分物体、场所都有清晰的边缘，更容易被视觉系统识别。其次是更深层的原因。也许你没有意识到，你的眼睛一直在微微跳动着。观察你朋友的眼睛，你会发现，醒着的时候他的眼球大概每秒钟快速跳动3 次；仔细观察你会发现，在较大眼跳的间隙，他的眼球也在轻微而持续地抖动。[5] 是他的眼睛出现问题了吗？不是的，这些幅度或大或小的快速眼跳是在不停地"刷新"着视网膜上的图像。你朋友的眼睛一直在辛勤劳动，以保证视觉系统接收到实时变化的图像。为什么要这么做呢？因为一旦图像停止变化并固定在视网膜上，你就无法看见它了。

不妨通过一些方法来证明上述事实。如果你戴隐形眼镜，可以用马克笔在隐形镜片的中间画一个小的图案，这样当你戴上它们时，就会看到这个图案，但很快就会消失不见。[6] 这个现象揭示了一个基本事实，那就是大脑只关心变化。

LIVEⅢRED　**不变的事物几乎不会携带关于世界的有用信息，重要的信息总是来自不断变化的事物。**

如果你不戴隐形眼镜，也别急，其实你在不知情的情况下也做过类似的实验。你眼球后部的视网膜上覆盖着血管网（见图 7-4），它们分布在视觉系统的光感受器前。因此，当你在看其他任何东西时，本应该能看到这些网状结构才对，可你完全看不到。这是因为，血管网在视网膜上的分布是固定的，就像隐形眼镜上的图案消失了一样，不管你的眼睛"刷新"多少次，都不会刷新到血管网的影像。它确实存在于你和世界之间，但还是魔术般地隐形了。

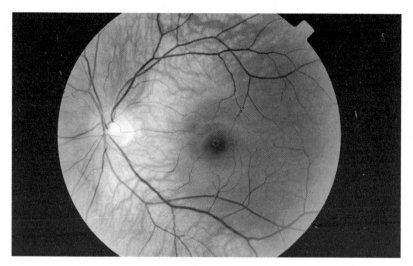

图 7-4　血管网

　　视网膜的表面被血管网覆盖，这些血管介于外部世界和光感受器之间，我们本应能看到它们才对。但是，这些血管的分布是稳定的，也不携带什么新信息，所以我们的视觉系统完全无视了它们的存在。

　　当眼科医生用瞳孔笔照射你的眼睛时，你可能会看到这些血管在眼前一闪而过。[7]这是因为光束以不寻常的角度进入眼睛，照亮了这些血管，让你的视觉系统突然注意到它们的存在。这大概是你第一次看到血管网，很奇妙吧。你也可以放下书，走进一个黑暗的房间，然后用一束光去照自己的眼睛，那一瞬间你也会看到这些血管。如果一直以不变的角度照射眼睛，你的视觉系统很快就会适应，血管会再次消失。一直看到血管网的诀窍，就是不停地变换光线角度。

　　忽略不变，才能发觉改变，这就是视觉系统的策略。爬行动物的视觉系统更加极端，只能看到在动的东西，只要你站着不动，它们就看不见你。这样的系统够用了，毕竟爬行动物已经在地球上生存繁衍了数千万年。

　　让我们再回到瀑布错觉，为什么视觉系统的改变没有让大脑认为瀑布静止不动呢？首先，重新校准可能有局限性。[8]简单点说，它无法校准到可以减去瀑布的巨大运动。还有另一种可能，也许你观察瀑布的时间太短了。如果时间足够长，大脑也许最终会校准到让瀑布也在眼前消失。到底需要多久呢？盯着瀑布看两个月够了吗？还是两年？理论上讲，如果你观察的时间足够长，视觉系统中的短期变化会转化为更持久的变化，并最终造成神经网络最深层的重塑。

LIVEWIRED　**一直存在的背景运动对我们来说终将变得不可见。**

这就引出了一个有些疯狂但逻辑上合理的猜测，世界上是否有一部分显而易见，但我们感知不到的存在？大胆做个假设，如果有一种叫"宇宙雨"的东西一直在下，它在你的大脑中已经成了一种从未改变的背景运动，你也就一直看不到它，你的视觉系统也会将宇宙雨的向下运动设置为参考坐标系的零点。如果宇宙雨突然停了，根据之前设置的坐标系，整个世界就像是在上升了。"向下落的宇宙雨"刚刚停下，我们却会认为"向上升的宇宙雨"突然开始了。类似情况可能发生在任何感官通道中。想象一下宇宙范围内有个闹钟一直在响，发出"哗哗哗哗"的声音，从不曾被按停。如果闹钟声绝对规律，大脑就会适应它，我们压根儿听不到。如果闹钟突然不响了，我们反而会听到巨大的"哗哗哗哗"声，也不知道这其实是后效——那些我们以为是外部传来的声音其实完全产生于大脑。[9]大脑的成功适应使那些持续存在的规律活动隐形了。

为什么失恋和药物戒断会有同样的反应

我们一直在讨论这一系列的错觉都是大脑适应的结果，但还可以从另一个角度看待它们，即把它们看作一种预测。如果你的大脑会减掉一些因素，如瀑布的倾泻而下、船的摇晃或隐形眼镜片上的图案等，也相当于它预测了这些现象的持续存在。当大脑调整回路时，它会预测下一刻世界的样子，并停止关注那些它认为会持续存在的事情。你的视网膜血管网被视而不见，恰恰说明你的视觉系统预测它们将一直处于那个位置，所以才忽略了它们。只有当预测与现实不符时，比如突然有一束光从不同的角度照进眼睛，大脑才会在这些新的信息上重新花精力。

LIVEWIRED　**大脑不会在每件事上都消耗神经元的能量，它的目标是重新配置神经网络，尽可能减少浪费。**

如果大脑可以预测一件事的模式，哪怕只能预测一部分进展，它就不会再对此事大惊小怪，从而节省很多资源。神经系统安静，说明外界现实基本符合大脑的预期，没有太出格。换句话说，大脑对消耗能量很敏感，希望尽可能多地预测将要发生的一切，这样它就不需要消耗太多能量去处理意料之中的事情。沉默是金。虽然很多神经科学家都认为神经元的活动是大脑对外界事物的理解，但事实恰恰相反，尖峰信号才是不可预测的、消耗大量能量的部分。那些大脑已经预测到的事，在神经森林里只会表现为一片寂静。

系统只有在感到惊讶时才会进行调整。在你的大脑认为每一块砖的重量都相同时，如果你拿起了一块铅制砖，那么手上不同于预期的重量就会刺激大脑，使其针对新事物进行一连串改变。反之，如果一切都符合大脑的预期，也就没有必要再改变什么了。正如你第一次看到特克斯勒的那些图片时，会注意到那些灰色的色斑；你第一次戴上画有图案的隐形眼镜时，能看到眼前的图案。但是很快大脑就会进行自我调整，不再惊讶于这些刺激。

举另一个例子来说明大脑的预测功能。当人们第一次把新感官腕带（前文提到的我们新感官公司的产品，可将声音转换为皮肤上的振动）戴在手腕上时，他们会惊叹："天哪！它居然可以听到我的声音！"他们是如此震惊，好像自己说话的声音很难被接收到。其实，你的耳朵会忠实地接收你发出的所有声音，对它来说你自己的声音是所有人发出的声音中最响亮的，毕竟离你的耳朵最近的就是你自己的嘴。然而，正是因为你可以完美地预测自己的声音，所以很难"听到"自己的声音。

佩戴新感官腕带的人还会对其他声音感到惊讶，比如冲马桶的声音、关门的声音，还有自己走路的声音，这些声音由于可被预测（本就是人们自己弄出来的）而经常被忽略。并不是你的听觉系统没有接收到这些声音，而是你的大脑积极地预测了它们的出现。所以直到佩戴了腕带之后，你才会发现这些声音到底有多响亮。至少到目前为止，你的大脑还没学会预测从手腕皮肤上传来的信号。

大脑会积极地重新校准，以尽可能少地耗费能量。 但在此过程中，还有个更深层次的原则在起作用，尽管囿于黑暗的颅骨中，大脑仍在努力构建一个外部世界的内部模型。

在家中走动时，你很少会注意周围的环境，因为你已经对家里的布局很熟悉了。相比之下，如果是在一个外国城市开车，想找到去某一家餐厅的路，你就得环顾周围的一切，比如路标、商店名、建筑物的门牌号等。因为你对这里很陌生，不知道往前开会有什么。所以，良好的内部模型是怎样建立的呢？是什么样的神经机制让你能重点关注那些与你预期不符的事，而选择性地忽略那些你已经习以为常的事？

我们将这种机制称为注意。你会去注意突然响起的噪声、轻拂皮肤的东西或者突然在眼前运动的物体。你会使用高分辨率的感受器寻找刺激源，并想办法将刺激整合到你的认知模型中。然后你会明白，哦，原来是除草机突然运转起来了，是猫咪在你身旁蹭来蹭去，是一只苍蝇在眼前乱撞。之后，你的认知模型就更新了。相比之下，你不会去注意脚上穿鞋的感觉，因为你已经形成了"穿着鞋"的内部模型，而且穿着鞋的感觉也一直和模型预测的一致。直到某次你的鞋里多了块鹅卵石，你才会重新注意到脚底的感觉，因为原本"穿着鞋"的模型不包含这种新情况，需要更新。

LIVEWIRED　**若想理解学习的特殊机制，就要明白预测与结果之间的差异，即预测很准的情况下，大脑就不会再进行改变。**

比如手机"叮"地响一下代表你收到了新信息，大脑会很快记住两者之间的联系，而这很大程度上是因为新信息与你当下的社会生活息息相关。现在，假设你的手机软件更新了，手机在收到新信息时会"叮"的一下外加振动。大脑不会把振动和新信息联系起来，这种机制被称为"阻塞"。既然大脑已经知道"叮"代表新信息，就不需要再学习新的关联了。如果你的手机只是振动一下，没有发出"叮"的声音，大脑就不会明白振动的意思，因为它并没有学习建立这种联系。[10] 只有当我们理解了事情的本质，即大脑的改变只在实际与预期不符时发生，阻塞机制的存在才有意义。

大脑内部建立起有关外部世界的模型，让我们能够做出预测，并快速发现预测是否正确，从而让我们知道应注意何处、应该如何更新认知模型。此项机制也给工程师设计未来机械提供了灵感。几家公司已经开始研发以这种机制运行的设备，从拖拉机到飞机，预设的算法让机器能对将要发生的事件做出最大限度的预测。如果事件与机器算法的预测一致，机器就不必做出改变；只有当输入的事件偏离机器的脚本时，算法才需要更新。

有了这些知识背景，我们就很容易理解药物是如何改变神经系统的了。服药会改变大脑中相关受体的数量，一个人去世后可以通过测量他脑内的分子变化来确定其药物成瘾程度。这也是为什么人们会逐渐对药物脱敏或耐受，因为大脑会预测药物的存在，并调整其受体表达，以便在下一次用药时保持稳定与平衡。后来，大脑开始期待药物的到来，因为在生理上它已经根据预测重新校准了自己。原本的药量在大脑的预测范围之内，所以需要服用更多药物才能达到原本的药效。

停药后戒断反应的生理基础就是大脑的重新校准。大脑对药物的适应性越强，停药时的戒断反应就越大。戒断反应因药物而异，可能是出汗、颤抖或者心情低落。这些症状的出现都是因为大脑预测会到来的药物没来。

在理解了神经预测机制后，人们也许可以明白，"心碎"也是有生理依据的。"你深爱的人已成为你的一部分"，这句话不仅是比喻性的，也是生理性的，因为你已经把爱人看作内部认知模型的一部分，他们的存在重塑了你。在与爱人分手、朋友离开或父母去世后，这些深爱之人的突然缺席会让你的认知模型急剧失衡，使现实与预测产生重大背离。正如哈利勒·纪伯伦（Kahlil Gibran）在著作《先知》（*The Prophet*）中所言："爱自分离始知深。"

通过这种方式，大脑保存了你接触过的每个人的"底片"，你与爱人、朋友和父母的记忆都被妥善保存在每个为他们量身定做的格子中。就像下了船会感觉地在摇晃、停药后还想继续服药一样，深爱的人最好一直在你的生活里。而当有人离开你、拒绝你或者去世时，你的大脑就会因期待落空而痛苦。但慢慢地，时间将冲淡一切，大脑会重新适应没有那个人的世界。

最少的预编程策略，最优的交互方式

植物具有向光性，它们总是向阳而生，不停地改变位置以获得更多的光线。录下植物的生长过程，然后快放，你会发现植物不是直直地向着光源生长，而是先探出多一点，再往回收一点，循序渐进。可见，植物并没有预先计划好生长路线，而是根据实际情况动态地调整，随光起舞。

细菌的运动也有类似的趋向性。细菌军团在寻找食物的来源时，比如厨房角落里撒了的一小堆糖，它们的行进遵循以下这几条优雅而简单的规则：

- 随机选择一个方向，然后沿直线行进；

- 如果该方向食物比较多，继续行进；

- 如果该方向食物比较少，翻滚身体，随机改变方向。

换句话说，细菌的运动策略就是在环境向好的时候保持方向，而在环境变差时放弃并转至其他方向。通过这个简单的策略，细菌可以快速、高效地到达食物最多的地方，然后大快朵颐。[11]

我猜大脑工作时也遵循类似的策略。大脑不会趋向光或趋向食物，但会趋向信息，我将这种策略称为趋信息性。这个猜想假设神经回路不断变化，以最大限度地从环境中获取更多的信息。

我们在前几章中讨论了大脑是如何调动感官捕获光子、电场和气味分子的，也了解了大脑支配身体的方式，无论这个身体是有鳍、有腿，还是有机械臂。无论如何，大脑都会通过微调神经回路来最大限度地获取外界信息。奖励机制则会从旁协助，向整个神经回路反馈"某事已经成功做到"。

LIVEWIRED **大脑旨在以最少的预编程策略，计算出与世界交互的最优方法。**

大阪的小隼人和帕洛阿托的小威廉脑内不同的神经地貌，让他们能够辨别不同的声音。我曾举此例来说明基于奖励的修正机制，现在我们可以从更高的层次来看这个例子了。从趋信息性的角度来说，婴儿的大脑总是在不断地调整以接收周围更多、更重要的信息。

让我们把时间拉长一点儿，如果一个人失明了，那他其他的感官就会逐渐占领视觉皮质。在下一章，我们将进一步了解神经元是如何做到这一点的，但现在我们依然可以用趋信息性来解释这种占领，即大脑最大限度地利用其资源来处理输入的所有信息。

再回想一下由水平和垂直的彩色线条造成的视错觉。视觉系统会根据颜色和方向把这些线条分开，因为它想尽可能多地接收外界信息，不想把这些本来独立的信息混在一起。人们可能只把这当作有趣的错觉，但大脑这样做还有其他目的。如果有什么东西以线性的方式造成了一些影响，比如头顶突然有亮光或者视觉系统出了点问题，这时大脑就会重新布局，以抵消影响。通过这种方式，它将最大限度地提高分别提取有关颜色和方向信息的能力。通过分离两个应该保持不变的维度，大脑可以更好地收集外部信息。

接下来的例子将从神经元的角度来体现趋信息性。比如眼睛后部的视网膜在白天和晚上对世界的解读是不同的。在正午的强光刺激下，有大量的光子可被捕获，所以每个光感受器都专注于视野中自己的那一点，产生高分辨率；晚上则有所不同，可被捕获的光子很少，所以更重要的是探测物体的存在，分辨率就没那么重要了。因此，光感受器在夜间将以一种截然不同的方式工作，它们改变了内部分子关联的细节，并且开始相互作用。在光线昏暗的情况下，视网膜将需要花更多的时间去探测物体是否存在，同时也更能感受弱光的刺激。[12]

这种复杂的机制让视网膜可以在光线强弱变化时进行相应的调整。光线变强时，视觉系统拥有高分辨率；光线变弱时，光感受器会聚在一起以尽可能多地捕获光子，使视觉系统对弱光刺激更敏感，但会牺牲分辨率。就这样，神经回路不断调整自身以适应环境，来最大限度地获取信息。无论光子多少，视网膜总能优化自己来捕获信息。白天它能获得更多的细节，让你看到远处的一只兔子；而在昏暗的光线下，它转而对物体存在保持高度敏感，虽然缺失了一些细节，却可以让你发现夜色下出没的美洲狮。大自然不仅赐予我们眼睛，还给了它调节神经回路的能力，让它能在不同环境下发挥不同的作用。物尽其用的双眼充分反映了大脑的趋信息性。

正如植物向光生长、细菌朝糖进发，大脑也在不停地追寻信息，它始终尝试通过调整神经回路来获得最多的外界信息。为此，大脑逐渐建立起关于外界的内部模型，等同于它的预测。如果世界按照预期运行，大脑就可以减少能量消耗。正如前文提到的足球运动员，在踢球时，新手的大脑活动频繁，老将的大脑活动则较少，这是因为老将已预测到了球场上的大部分事件，并将这些内化到自己的神经回路中，而新手还在为自己能否做出合理预测而努力。

LIVEWIRED　**从根本上说，大脑就像一台预测机器，驱动自身不断自我重塑。**

通过模拟世界的状态，大脑重塑自身以更好地预测世界，从而最大限度地保持对意外的敏感性。

接下来可以进入下一个问题了，那就是，在脑细胞的水平上，我们到目前为止在书中了解的一系列规则是如何实现的？

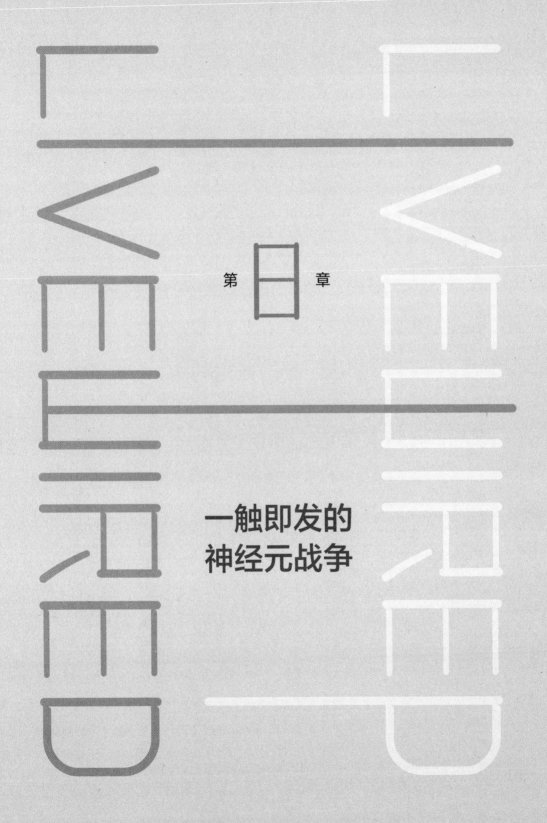

第 8 章

一触即发的
神经元战争

为什么只有左侧大脑半球的爱丽丝能有完全正常的手眼协调能力？

神经元的领地之争和不法分子的地下竞争有何异曲同工之处？

为什么治疗先天性斜视的最好做法，是遮住另一只健康的眼睛？

神经地图看起来稳定，是因为内部的各股力量势均力敌，它们共同维持着动态的平衡。大脑给人一种静止的错觉，但事实上，竞争原则使它始终处于改变的边缘，战争一触即发。不要被神经网络表面的风平浪静所惑，真实情况是各个区域都被困在类似冷战的局面当中，它们紧张地对峙着，做好了随时争夺领地的准备。

没有国界的战争

如果由于疾病、手术或外伤，大脑损失了一部分现有的组织，会发生什么呢？此时大脑面临两种选择，它可能会遗失这部分脑组织所对应的神经地图，也可能将原有的神经地图压缩到一块更小的区域中。

为了搞清楚大脑的选择，我们看看小女孩爱丽丝的故事。三岁半时，爱丽丝出现了轻微的癫痫发作，父母带她去医院做了脑部扫描。令医学界震惊的是，她出生时只有左侧大脑半球，右侧大脑半球完全缺失，这简直太罕见了。[1]

更出乎意料的是，爱丽丝有着正常的童年，她的手眼协调等能力并没有受到大脑畸形的影响。她患有癫痫，但可以通过药物控制。之后，她的右脑缺失出现的唯一症状就是用左手做精细动作时有点困难 ①。

　　爱丽丝的情况让我们不禁想问，如果大脑只有一个半球正常发育，那么本应分布在大脑两侧的神经该如何连接？要想知道这个问题的答案，首先要了解正常情况下信息是如何从眼球传递到大脑的。双眼视网膜的左半部分神经会将信息传递到左侧视觉皮质的后部，到这里没问题，因为爱丽丝有左脑。但视网膜右半部分接收到的信息会传到右脑，可爱丽丝并没有右脑，那这些信息传到哪里了呢（见图 8-1）？

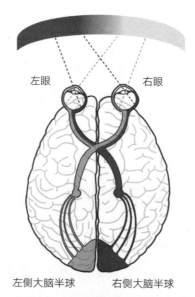

左眼　　　右眼

左侧大脑半球　　　右侧大脑半球

图 8-1　左侧的视野信息会被传到右脑

　　有一个关于动态重连的奇妙例子，在过去的几十年间从未被质疑。它指出，爱丽丝左右两部分的视觉神经都被接入了左侧大脑半球，让她所有的视觉信息都被传送到大脑唯一可用的区域。

───────────────
① 大脑半球会交叉支配肢体运动，即右侧半球支配左侧肢体的活动。——译者注

　　爱丽丝拥有正常的视力和手眼协调能力，让我们注意到了另外一些重要事情，那就是尽管最初她的视觉系统没能按照典型的组织方式与大脑连接，但周围的大脑区域也完全能够理解这张不完整的视觉地图。换句话说，即使她的视觉皮质没有按照正常的基因剧本发挥作用，系统的其他部分也可以做到。与我们在书中看到的一致，爱丽丝的基因并没有建立一个脆弱不堪的系统，比如因为与计划存在较大偏差而崩溃；相反，她的基因被解压到了一个动态重连的系统当中，帮她找到了解决方法（见图 8-2）。

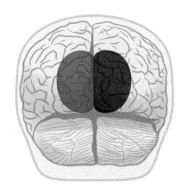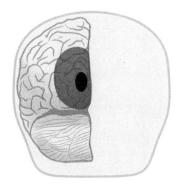

图 8-2　大脑后部的视觉皮质

左图为典型的大脑，灰色区域代表右侧的视野，黑色区域代表左侧的视野。右图是爱丽丝重新连接的视觉系统，允许剩余的单一半球同时代表双侧视野。

　　爱丽丝是天生的右侧大脑半球缺失，而之前提到的马修是通过手术切除了一侧大脑半球。手术之后，马修除了有一点跛脚，可以独立生活，与常人无异。就像爱丽丝发育正常的左侧大脑半球，马修剩余的大脑也能完成必要的任务。尽管硬件发生了巨大变化，大脑仍可以通过重新连接维持正常运转。对爱丽丝和马修来说，大脑在只有从前一半大的地盘上重新连接，并维持着神经间应有的关系、任务和功能。

　　这种彻底重连是如何发生的？最初，研究者在青蛙身上发现了一些线索，因为它们的视觉系统更简单。青蛙的视神经会连接到其大脑中一个叫作视顶盖

（类似于哺乳动物的初级视觉皮质）的区域，右眼神经连接到左顶盖，反之亦然。这些视神经以一种有序的方式形成了映射关系，眼睛顶部的神经连接到视顶盖顶部，眼睛左侧的则连接到视顶盖左侧，以此类推。每一根从眼部出发的神经在视顶盖区域都有个预先设定好的接入点。如果你在青蛙的视神经还未到达视顶盖之前就切除其一半的视顶盖，会发生什么？与爱丽丝的大脑类似，青蛙的视觉系统将在一个更小的目标区域发育。[2] 这部分神经地图看起来仍然很正常，只是被压缩了（见图 8-3）。

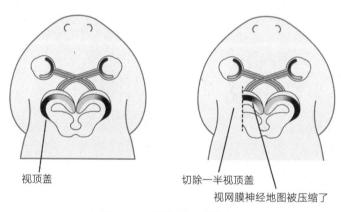

视顶盖

切除一半视顶盖

视网膜神经地图被压缩了

图 8-3　压缩以适应更小的脑区

左图是视网膜与视顶盖的正常映射。右图是切除一半视顶盖后，神经地图被压缩了。

现在继续推进实验，如果把一只义眼植入蝌蚪头部的一侧，会发生什么呢？答案是，会有一条意料之外的视神经出现，与原先的神经共享视顶盖。结果就是，3 只眼睛以间隔占领条状区域的方式占领了视顶盖，这些条状区域合起来也能组成青蛙完整的视觉地图。[3] 多出来的神经也会利用任何可用的区域。原有的视神经会重新分配现有领地，并让自己与多出来的神经通过间隔占领条状区域的方式共享视顶盖（见图 8-4）。[4] 由于植入第三只眼，视顶盖也能匀出一些与原先神经间隔的条状区域，来容纳新眼睛的额外输入。

这些实验表明，神经地图可被压缩，必要时也可以与其他神经共享领域。那么，如果可用的脑区变多了，神经地图是否会扩大呢？为此，研究者切除了青蛙一半的视网膜，只有原先一半数量的视神经能到达和原先一样大的视顶盖区域了。结果如何呢？研究者发现，剩余的视觉输入对应的神经地图（只携带了一半视觉空间的编码信息）扩大并覆盖了整个视顶盖区域（见图 8-5）。[5]

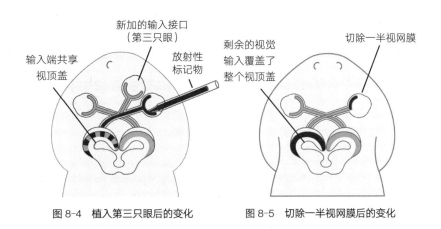

图 8-4　植入第三只眼后的变化　　　　图 8-5　切除一半视网膜后的变化

爱丽丝、马修和青蛙的故事告诉我们，神经地图并非由"基因城市规划委员会"提前规划好的。相反，任何可用区域都会被占领并充分利用。

大脑这种动态重连的属性也给脑卒中导致脑损伤的患者带来了福音。在病损部位被慢慢吸收后，患者的大脑真正开始工作了。经过几个月或几年时间，大脑将完成主要皮质的重组，使患者可以恢复一部分丧失的功能。一个常见的例子是人的语言功能失而复得。大多数人的语言功能位于左侧大脑半球，左脑卒中后，患者就无法说话或理解单词。但一段时间后，语言功能开始恢复，并非因为左侧大脑半球受损的区域痊愈了，而是患者支配语言的脑区从左脑移到了右脑。在一份报告中，两名患者经历了左侧大脑半球卒中，都出现了语言障碍，但又恢复了部分语言功能。不幸的是，这两位患者后来又经历了右侧大脑半球卒中，导致已经恢复的语言功能再次恶化。不过这也说明，他们的语言功能曾由左脑转移至右脑。[6]

神经地图可以拉伸、压缩并重新定位功能，但大脑究竟在听谁指挥？为了回答这个问题，我们需要深入神经元的密林一探究竟。

相互制衡，平稳发展

我在新墨西哥州的阿尔伯克基长大，这里有医生、律师、教师、工程师，如大家从电视剧《绝命毒师》(*Breaking Bad*) 中看到的，这里也"盛产"毒贩。随着年龄的增长，我开始惊讶于每个毒贩都是怎么找到自己的地盘的。毕竟，他们不只在贫民窟活动——即使那里是犯罪最猖獗的地方，而是混迹于城市的各个角落，每个人都把控着几个街区的毒品销售。

所以他们是怎么决定谁管哪块地盘的呢？据我了解有两种方法。第一种方法是，阿尔伯克基的城市规划者会召开一次会议，把这座城市里所有的毒贩请到市政厅，以公平、公正、公开的方式分配毒贩的经营区域。就叫它自上而下的分配方式吧。第二种方法则是自下而上的。假如毒贩互相竞争得非常激烈呢？通过争夺地盘，每个毒贩都会知道他有能力掌控多大的领地。每个人都在经营自己的地盘，而相邻区域又在不断地竞争，很自然，毒贩们就可以在城市中划分出属于自己的地盘。

自下而上的方法会带来什么结果呢？举个例子，假如一次龙卷风摧毁了阿尔伯克基的一部分，在城市从灾难中恢复后，毒贩们会自觉地想办法缩小每个人的地盘，彼此再挤一挤。不需要别人组织，因为现在可用的领地变少了，大家都需要重新分配。相反，如果阿尔伯克基的可用领地一下增长到原来的两倍，那么毒贩们将会四散去填补空白，尽享领地扩大和竞争减少带来的福利。同样，也没有人告诉过他们该这样做。

城市的高水平发展离不开个体间的竞争。每个毒贩都想多做些生意，每个人都需要照顾亲人、支付租金或买一辆车，所以他们不停地为自己的市场份额奋斗。灵活的城市毒贩地图是个人行为的无意结果，而非城市规划者的巧妙设计。

现在让我们说回大脑。拿起任何一本神经科学教科书，都能读到关于神经传递的知识，即一个神经元释放少量的化学递质，该递质与另一个神经元上的受体相结合，引起少量的电活动或化学活动。通过这种方式，神经元之间可以相互传递信息。

现在，试着从另一个角度来考虑这种细胞间的相互作用。在我们周围的微观世界中，单细胞生物会释放化学物质，但这些化学物质并不是友好的信息，而是防御机制，如同一张张架起的弓。可以把大脑中的数十亿细胞看作数十亿单细胞生物，虽然我们通常认为神经元总是进行愉快的合作，但也可以想象它们处于长期的对战中。也许它们不是在互相传递信息，而是在攻击彼此。从这个角度再看活跃的脑组织，我们看到的就是数十亿个体间的竞争，每个个体都在争夺资源，并努力地活下去。

这样想的话，一些实验结果就很容易理解了。例如，在 20 世纪 60 年代初期，神经生物学家大卫·休伯尔（David Hubel）和托斯滕·威塞尔（Torsten Wiesel）的研究表明，哺乳动物视觉中枢的条纹状皮质接收来自双眼的视觉信号。一般情况下，每只眼睛对应等量的皮质。但若某只眼睛在生命早期受损，另一只眼睛就会输入更多的信号，也将占领更多的皮质区域。换句话说，视觉皮质的地图可以因经验而大变样，健康眼睛输入的信号将被保留和强化，而受损眼睛输入的信号将会越来越弱，直至消失。[7] 这证明了两件事：第一，神经地图并不完全是天生的；第二，大脑区域的发展依赖于实践活动，保持现有的区域需要持续的活力。

在输入信号减少的情况下，神经元将改变它们的连接，直到再次找到信号活跃的位置。休伯尔和威塞尔因这一研究获得了 1981 年的诺贝尔生理学或医学奖，该研究也可以指导我们治疗眼睛不协调的儿童。罹患先天性斜视的儿童将最终失去较弱那只眼睛的视力，但问题并不在眼睛本身，而应归因于视觉皮质。因为当一只眼睛占据主导地位时，就会压缩另一只不协调的眼睛在后脑的空间。该如何解决？用手术修复弱眼，使其变得协调，再用贴片覆盖患儿另一只健康的眼睛，使得弱眼有机会收复失地，夺回原本的皮质区域。[8]一旦恢复了平衡，就可以摘下健康眼的贴片，患儿的双眼也就能正常工作了（见图 8-6）。

这个实用的技巧是从理解神经元层面的内部竞争而产生的。回顾一下大脑关于身体的地图——"小矮人"，第 3 章讲述的就是被困在黑暗的颅骨中的大脑是如何知道身体的样子的。我们从身体结构的改变中了解到，大脑会根据简单的规则绘制出神经地图。换句话说，大脑根据与世界互动时得到的信息自然地形成地图，身体相邻的部位和大脑内相邻的皮质存在对应关系。[9]身体部位对应皮质区域的过程取决于竞争。这也就是为什么人一旦失去了某个肢体，大脑中临近的皮质就会占领该肢体所对应的神经区域。

持续向每个神经元输入信号，才能维持其所在的区域不被占领；一旦信号减弱，神经元就会转而去找寻信号更活跃的地方。这也是为什么"小矮人"看起来非常奇怪。手指、嘴唇和生殖器都异常大，躯干和腿却很小（见图 8-7）。这都是竞争的结果。相比于躯干和大腿，手指、嘴唇和生殖器的受体密度要高得多。发送最多信息的身体区域赢得了最大的皮质区域。

所以想正确理解大脑系统的运作方式就要明白，在低层次，神经元竞争不休，在更高的层次，大脑会宏观地处理一些紧急事件，如拉伸、收缩或共享某些特定的区域。

领地争端连绵不休，大脑也随之不断地调整神经地图。在大脑中，神经元一生都在为领地而战，为争夺生存资源而战，那它们争夺的生存资源究竟是什么？

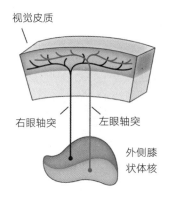

携带来自丘脑视觉信息的轴突
最初在大脑皮质中分布广泛。

a　出生15 天的猫

根据相关活动模式，双眼轴突
分离，在大脑皮质占据不同区域。

b　正常发育

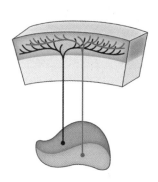

当视网膜活动受阻时，皮质
轴突仍然保持交互的分布状态。

c　信息输入受阻

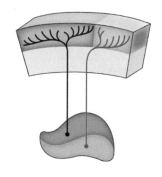

覆盖一只眼睛会让另一只眼睛的
神经纤维占据更多脑区。

d　一只眼被贴片覆盖

图 8-6　不同情况下的信息输入

图 8-6a 中，动物幼年时，来自左眼和右眼的信号统一输入初级视觉皮质。图 8-6b
中，随着动物逐渐发育成熟，来自两只眼睛的神经连接会交替占据一些区域。图 8-6c
中，如果双眼都被剥夺了光线，携带左眼和右眼信息的神经纤维就不会分离。图 8-6d
中，如果只有一只眼睛被剥夺了光线，它对应的脑区就会逐渐缩小，而健康眼睛的神经
纤维将占据更多的领地。

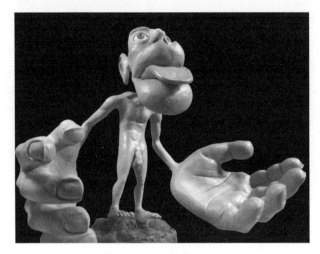

图 8-7 形态奇怪的小矮人

1941 年，一位名叫丽塔·莱维－蒙塔尔奇尼（Rita Levi-Montalcini）的意大利年轻女子从家乡都灵逃出来，为躲避德军和意军而隐居在一个小村庄里。她是犹太人，而她的祖国意大利已与纳粹结盟，所以她面临着生命危险。莱维－蒙塔尔奇尼搭建了一个小型实验室，夜以继日地研究胚胎中小鸡的四肢是如何发育的，并因此发现了神经生长因子，获得了 1986 年的诺贝尔生理学或医学奖。

莱维－蒙塔尔奇尼发现的神经生长因子是首个被发现的生命维持类化学物质，这类物质后来被称为神经营养因子。[10] 这些由神经元靶细胞分泌的蛋白质是神经元与突触争夺的目标，它可以驱动神经元和突触建立并稳定连接。成功获得这类神经营养因子的神经元可以很好地发育，而未获得此类物质的神经元只好试着去别处继续寻找。如果一直找不到，神经元终将走向凋亡。

除了寻求这些能带来奖励的化学物质，神经元还能规避那些会带来惩罚的化学物质。例如，突触毒素能够消灭现有的突触，而轴突可以通过保持活性来逃避毒素的"追杀"。[11] 一旦其活性下降到某个阈值以下，就会被消灭。[12] 通过吸引分子或排斥分子这种多层级的生物语言，大脑向神经元提供反馈，告知它们何时原地待命，何时扩散开来或紧缩在一起，何时换个地方驻扎，何时为集体利益而牺牲自我。

与影响单个神经元的因素同步起作用的，还有更大范围的因素，决定着整个系统是灵活多变还是保持锁死状态。大脑中存在两种神经元，一种刺激相邻的神经元，进行信息传递（兴奋），另一种则阻碍相邻的神经元，减少信息传递（抑制）。这两种神经元在神经网络中错落交织，共同决定了系统的灵活性。如果抑制过多，神经元就无法充分竞争，整个系统也将很少变化；如果抑制过少，竞争就会过于激烈，以至于几乎没有赢家。一个校准良好且灵活的系统需要在抑制和兴奋之间保持微妙的平衡，它们需要在适当的竞争中优化整体，维持系统恰到好处的活力。

神经元的初始数量是人体所需的 150%

前文中我们看到，大脑的改变可以很迅速，甚至可以在一小时内完成。为什么如此大的改变能在这么短的时间里发生？在第 3 章中我们提到，那些被蒙住眼睛的参与者的视觉皮质在一小时之内就开始对触摸做出反应了。这段时间不足以让新的突触从触觉和听觉区域扩展到初级视觉皮质，因此这一结果表明，这种连接早就存在。[13] 很多神经连接一直存在，只是受到了抑制，很难发挥作用。当抑制消失时，它们的活动就会表现出来。[14]

打个比方，想象一下你的朋友圈遭到重大破坏会怎么样。在派对上，由于一场当时所有人都和你一样反应激烈的误会，你一下失去了所有密友。突然间，你的社交投入比以前少了，于是你开始倾听那些泛泛之交的声音，而从前你并不会把注意力放在这些人身上。他们的声音之前被你和密友的牢固关系所压制，而现在终于被你听到了，你也将用心维系与这些人的关系，加强与他们的联系，来充实你的社交生活。

从这个比喻可以联想到，发现皮质里那些平时被忽略的连接的方法是释放抑制，也就是阻断之前一直存在的强连接。用神经科学术语来说，就是之前的连接形成了侧抑制（lateral inhibition），即它们抑制了邻近神经元的活动。[15] 如果原本的输入信号变得安静，即使是极短时间内的变化，如麻醉手臂或蒙上眼罩，也会产生快速变化。有时变化来自大脑皮质，有时变化来自从丘脑到皮质的已有相邻连接的去抑制（disinhibition）。[16] 换句话说，由于去抑制，那些曾经广泛存在却静默无声的连接开始发挥作用了。

我们能发现这些连接，只是因为大脑中先天就存在着高度交叉的冗余连接。这些冗余连接刚开始很强烈，但会随着时间的推移逐渐减弱。例如，给某人一个响声刺激，同时使用脑电图来监测其大脑的反应。在一个正常成年人身上，这个响声引起的电信号可以在听觉皮质区被清楚地测量到，在视觉皮质区的反应很小甚至不存在。如果刺激的对象是 6 个月大的婴儿，则电信号在听觉皮质和视觉皮质上的反应强度相近。

为什么会有这种不同呢？因为婴儿大脑中的冗余连接意味着听觉和视觉对应的脑区没有太大的区别。[17] 6 个月至 3 岁孩子的大脑中，在视觉皮质测量到的对声响的反应强度将越来越小。随着时间的推移，区域皮质的内部连接得到强化，而区域之间的冗余连接则逐渐减弱。然而，这些在生命早期形成的冗余连接并没有完全消失，即使在成年人的大脑中，也存在初级听觉神经直连视觉皮质的现象，反之亦然。[18] 这些交叉在不同功能区之间的冗余连接能够在必要时被快速启用。

这些冗余连接并不是引起改变的唯一方式。在更长的时间尺度上，大脑会采用另一种方法，即轴突延伸到新的区域，并建立新的连接。[19] 继续拿你的朋友圈来打比方，假设你开始和那些之前没有关注过的泛泛之交聊得越来越多。慢慢地，你会为他们空出更多的社交时间，而这些朋友也开始邀请你去他们家里吃晚餐。虽然你从前没有为这些朋友预留空间，但你现在已经在和他们发展新友谊了，最终，你会在曾经疏远的社交圈子里建立起新的联系。大脑也是如此，在足够长的时间里，联系被阻断的区域就会产生新的连接。[20]

LIVEWIRED **神经重塑的一个普遍原则是，大脑隐藏了很多静默的冗余连接，这些连接通常是被抑制的、无用的，但在需要时可以被启用，让大脑能在输入发生变化时快速反应。**

但这些冗余连接的数量有限，而且在更长的时间尺度上，大脑会采用另一种方法，使神经系统发生更广泛的改变。比如新突触的扩散和新轴突的产生等。除了这些方法，还有一种方法可以帮助系统重塑，那就是死亡。

想象米开朗琪罗制作雕像的过程，很容易就能想象到他一点点地在大理石上雕刻出杰作，从每根手指、鼻子到前额、人物飘逸的长袍。最开始，他面对的只是一块巨大的大理石，他先将无用的部分削掉，而不是在石头上添加新的东西。他专注于发掘现有事物的最美之处，最终创作出了令人惊叹的艺术品。

这与大脑在较长的时间尺度上采用的方法相同。毕竟，神经元终生都在寻找合适的归宿。它们不断向外试探，如果反馈良好，就继续保持，如果屡屡碰壁，就再去相邻的其他神经元那里碰碰运气。但如果神经元始终没有得到积极的反馈，它们就会明白自己不再属于这里了。

细胞的死亡有两种方式。第一种死亡方式是细胞坏死。比如细胞没有得到足够的营养（如动脉堵塞导致组织缺血坏死），就很容易死掉，或者炎症化学物质从细胞中流出，影响周围细胞，都会导致细胞坏死。第二种死亡方式是细胞凋亡，即细胞巧妙地自杀。它们自发关门大吉，打包好全部行李，并最终代谢掉自己。细胞凋亡并不是坏事，而是塑造神经系统的"引擎"。在人类胚胎发育的过程中，手指从像蹼一样相连到清晰地分开，就是因为去掉了无用的部分，而不是添加了新的物质。塑造大脑的原理也一样，在大脑发育过程中，神经元最初的数量是人体所需数量的150%，而大规模的细胞凋亡是大脑的一套标准操作程序。

大脑可塑性带给我们的启发

我想，最终我们对癌症的研究可能会与对大脑可塑性的研究殊途同归。

卡通版的癌症大概是这样，一个细胞获得一种突变，导致它不停地复制和分裂。随着复制失控，逐渐形成了一个肿瘤，并侵害机体的其他部分。

真正的癌症要比这复杂得多。在肿瘤中，数十亿的细胞都在为生存而竞争，而且肿瘤细胞也可能彼此截然不同。就像大脑中的细胞一样，这些肿瘤细胞也被牢牢锁定在生存之战中。组织中的营养物质总是有限的，其中的每个细胞都必须为生存而战。而典型的癌细胞可以在生死攸关的竞争中，因突变而比其他细胞多些非常微弱的优势[21]，只够把相邻的细胞稍微比下去一丁点儿。但当这类获得突变的细胞开始自我复制后，它们内部又会相互竞争。以此类推，癌细胞在一次又一次突变中，获得新的优势，持续赢过对手一点儿。它们不断地战斗、进化，变成了更具侵略性的战士。最终，肿瘤甚至会将宿主杀死。

现在让我们回到大脑和身体的关系。我们是动态重连的生物，大脑中的神经元，或者说所有体内的细胞都在为生存而战，有时这种激烈的竞争会导致病变。在这样的环境下，一些突变也许会给细胞带来竞争优势，代价却是将整个系统拖入死亡的旋涡。

在我看来，多细胞生物在混乱的边缘找到了属于它们的进化之道，即试图让细胞的竞争对身体有益，而不致激烈到破坏整个系统。这也许就是动物患癌症的概率很大的原因，约 30% 的哺乳动物死于癌症。系统似乎非常容易失去平衡，陷入细胞无限竞争的状态。

在这样一个竞争白热化的体系中，任何微弱的优势都可能加速基因突变，加剧竞争，倾覆整体。假设有一个系统，其内部的所有部分都和谐相处，应该就不会有基因突变引发的癌症了，因为细胞不需要针锋相对地争夺资源。

在这一章中，我们讲述了争夺领地的简单规则，它指导大脑编码，扩大或压缩神经地图。我们谈到了爱丽丝，出生时就缺少半个大脑，也回想了马修的故事，他通过手术摘除了一侧大脑半球。他俩的大脑都进行了重新连接，让双眼的视觉信息输入剩下的单一半球。这些都是通过突触和神经元水平上的竞争实现的，这种竞争让隐藏的连接被迅速启用，并在更长的时间尺度上促进新轴突的生长和新突触的萌发。自始至终，爱丽丝和马修走路、玩游戏和骑自行车的愿望都在为他们的大脑提供积极的信号，让大脑得以重塑。

热带雨林生态系统的复杂性让我开始思考大脑系统是否也同样复杂。我们总觉得脑中的 860 亿个神经元应该融洽相处，就像树木和灌木丛一样。但是，倘若神经元真的像森林中的植物一样，它们还会不会为了生存而不断竞争呢？事实上，雨林中树木和灌木丛的相处一点儿都不和谐，它们不断尝试各种策略，为了长高、变粗壮而相互竞争，因为它们都想要宝贵的阳光，没有光，它们就会死。大脑中的神经营养因子就是神经元的阳光，也许有一天，我们能够从神经元的相互竞争中理解神经元的策略。

正如前文强调的，我们在本章讲述的一切与构建当今科学技术的方式有本质上的不同。工程师以效率为先，试图减少程序步骤，力求简洁清晰。这种对简洁的追求能够减少布线的数量，却也会让系统无法在混乱的边缘保持平衡、无法为意外事件做好准备、无法在系统中实施快速变革。基于这些了解，我们准备好去回答一个隐藏在背后的问题了，那就是为什么年轻人的大脑比年长者的大脑更具可塑性？

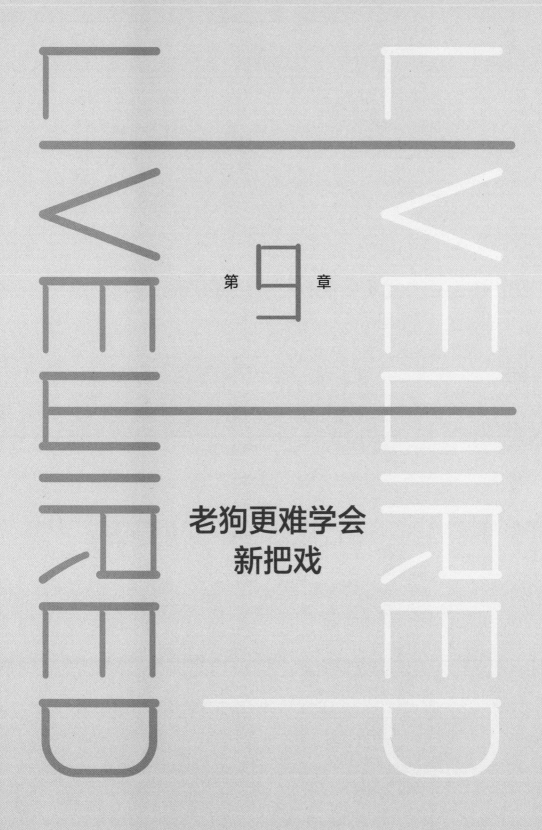

第 9 章

老狗更难学会
新把戏

为什么在 10 岁之后学习一门新的语言，就很难说得地道？

为什么大脑饱受阿尔茨海默病摧残的修女能终身保持思维敏捷？

为什么男性 16 岁时的身高能较大程度预测其未来的薪酬水平？

当你擅长某事时，就会不太擅长其他事

20 世纪 70 年代，麻省理工学院的心理学家汉斯·卢卡斯·托伊贝尔（Hans Lukas Teuber）对 30 年前在第二次世界大战中头部受伤士兵的经历产生了兴趣。他追踪到了 520 名在战斗中颅脑受损的老兵，他们中有些人恢复得很好，有些人则预后不佳。在查阅大量资料后，托伊贝尔找到了关键变量，那就是士兵受伤时的年纪越小，恢复得就越好，受伤时的年纪越大，伤害就越不可逆。[1]

年轻人的大脑就像 5 000 年前的人类社会，其领地边界有可能因为任何事件发生不同程度的改变。但在经历过几千年的发展后，人类在全球的地图已变得相当稳定。为边界而战的形式逐渐从挥剑拼杀变成了开枪射击，边界本身也变得越来越稳固；历史上那些掠夺者和征服者如今已逐渐被联合国和国际交战规则所取代；经济发展越来越依赖于信息及专业知识，而非从前的强取豪夺；此外，核武器也制约着各国发生局部热战。国家之间当然也面临着贸易争端和移民问题，但边界很难再移动，因为各国领地已经基本稳定了。起初，有千万种划分领地的方法，但随着时间的推移，改变的可能性已经大大缩小了。

像地球一样，大脑也在逐渐走向成熟。在经历连年的边界战争后，神经地

图变得越来越固定，结果就是，脑损伤对老年人非常危险，对年轻人则相对好一些。

> LIVEWIRED　**年老的大脑已经很难为新任务重新分配领地，但纷争初起的年轻大脑还很容易调整神经地图。**

回看第 6 章中的小隼人和小威廉，他们刚出生时能理解所有人类语言的发音。后来，他们开始了解各自文化的细节、接受宗教信仰、学习社会互动规则、学会如何收集大量信息。像所有年轻人一样，他们也会通过滚动鼠标、翻阅图书或用手指滑动手机屏幕来获取信息。

随着他们逐渐长大，开始出现了不同。小隼人全家都属于某个政党，他就不太可能改变自己的党派；小威廉的钢琴弹得非常好，但没有兴趣学习小提琴或其他乐器；小隼人喜欢做饭，他能用最爱的 14 种食材做出各种菜式；小威廉上网时总是浏览数十亿网站中的那么几个；小隼人擅长打高尔夫球，但对其他运动没有热情；小威廉住在一个有 800 万人口的城市里，却只有 3 个朋友；小隼人对学校里还没学过的知识不感兴趣；小威廉会在商店里把所有衬衫都试一遍，最后从他常穿的款式中挑两件他最喜欢的颜色的衬衫；小隼人的发型和 8 岁时一模一样……

他们的生活点滴证明了一个普遍的观点，即人类婴儿出生时几乎没有内在的条条框框，存在巨大的可塑性，成年人则会牺牲某些可能性，以掌握特定的技能。

> LIVEWIRED　**大脑会在适应性和效率之间做权衡，所以当你变得擅长某事时，就会不太擅长其他事。**

在第 6 章中，小提琴家帕尔曼对音乐会观众说的话实际上指出了一个事实，那就是专攻某事的同时，你也就关上了其他事的大门。因为生命只有一次，若你为某事奉献精力，它就会引领你走上特定的路，你也就很少有机会踏足与之并行的其他道路了。因此，我在本书的开头引用了我最喜欢的哲学家马丁·海德格尔（Martin Heidegger）说过的一句话："生时都似他人，死时只同自己。"

从神经网络的角度来看，形成一种模式或习惯意味着什么呢？想象一下，两个城镇相隔几千米，要走遍两地有多种选择。有些人喜欢沿着山脊走风景优美的路线，有些人则喜欢看悬崖边的山影，有些人喜欢踏着光滑的鹅卵石过河，另一些爱冒险的人会选择从树林中穿行，这虽然更快，但也更危险。一段时间后，人们发现其中一条路最受欢迎。慢慢地，大多数人都开始走这条路了，它成了往返两地的标准道路。几年后，当地政府把这条路修成了柏油路。几十年后，这条路被扩建成了高速公路。最初，有很多条路可供人们行走，最终，所有选择统一成了一条标准道路。

与此相似，大脑的神经网络起初也有很多可能的发展通路，但随着时间的推移，那些经过反复训练与强化的通路变得格外引人注目，从未被激活的通路则慢慢消失不见，通路上那些没能成功连接的神经元也逐渐失去功能，走向凋亡。数十年过去，大脑更能适应和反映环境了，而你基本上也是在沿着被强化的通路前行，做出决定。这样的好处是，你解决问题会像闪电一样快，而不足是，你解决问题的方法很难有创造力了。

除了可选择的通路变少，还有一个原因导致年长的大脑不再灵活，那就是即使要变，也只是微调。婴儿的大脑可改变范围很大，因为它能利用乙酰胆碱等递质向整个大脑传递信息，让各处的通路和连接都改变，之后再像相机聚焦一样慢慢找到关注点；而成人的大脑一次只能改变一点，它会将绝大部分连接保持在原有位置，以保留已学到的东西，只允许一小部分脑区被合适的神经递质激活。[2]

> LIVE山IRED　**成年人的大脑就像点彩派艺术家①，只在几乎已完成的画作上修饰一些彩点。**

你可能想知道，拥有婴儿那种随时随处可改变的大脑的感觉如何。其实我们小时候都曾体会过，只是已经忘了。一个可塑性强、无所限制、能够学习无限新知识的大脑是怎样的呢？为了让你更好地理解那种感觉，我来举一个认知和可塑性火力全开的例子。假设你来到一个陌生的地方旅游，你可能会沉醉于异国他乡的风景，开怀畅饮，你所见的一切都新鲜感十足，一刻不停地吸引着你。毕竟，你在家时，周围的一切太熟悉了，以至于早就忽略了它们的存在。从这个角度来看，当我们在某件事上高度投入、高度专注时，就又会表现得像婴儿一样了。[3]

婴儿和成人之间的差异显而易见，但从婴儿到成人的过程中，神经系统的发展并不是平滑、顺直的。这一过程就像一扇正在关闭的门，大门一旦关闭，就不会再有大规模的改变了。

短暂的大脑发育敏感期

现在让我们回顾一下前文提到的小男孩马修，他通过手术切除了一半的大脑。这种根治性手术被称为大脑半球切除术，通常仅建议对 8 岁以下的患者实施。马修是在 6 岁时进行手术的，已经接近做这个手术的最大年龄了。如果他在 8 岁后患病，如青少年时期，他将只能在生活中简化任务以适应大脑，而不是指望大脑去适应正常难度的任务。[4]

---

① 用点状笔触作画的艺术家。——译者注

在儿童成长的过程中，一旦改变之门关闭，大脑的变化就只剩非常微小的可能了。

想想丹妮尔，那个长期被忽视、在佛罗里达州的家里被警察发现的女孩，童年的她一直被关在小房间里，极度缺乏交流和关爱。被发现时，她已经丧失了说话的能力、远距离的视力和正常的人际交往能力。丹妮尔将很难恢复到正常人的水平，因为她被发现得太晚了。当警察找到她时，她的神经地图已经基本成型了。马修和丹妮尔的例子告诉我们，最初，大脑的可塑性非常强，处于发育的敏感期。[5] 但这一时期过去后，神经地图就将难以改变。

丹妮尔的不幸也让人们了解到，孩子的大脑需要在敏感期接收大量语言。若没有及时的输入，神经元将无法主动捕捉关于语言的基本信息。那失聪的婴儿又该怎样学习语言呢？只要父母向婴儿做手语，他的大脑就能正确地连接，获得交流能力。失聪的婴儿还会挥舞双手，模仿手语，正如那些听力正常的婴儿通过声带发声来咿呀学语一样。[6] 只要敏感期中存在这种输入，婴儿就会慢慢学习。一旦敏感期的门关闭，婴儿再想学习基本的沟通能力就很难了。

在儿童的成长过程中，大脑既有特定学习基本沟通能力的时期，也有特定学习语言细节（如口音）的时期。[7] 女演员库妮丝说一口纯正的美国英语，没有明显的口音，所以很少有人知道，她其实出生在乌克兰，且 7 岁之前一直住在那里，没说过一句英语。相比之下，当阿诺德·施瓦辛格 20 岁出头来到好莱坞，参演美国电影时，他的奥地利口音就很难再改了。因为从大脑层面来说，他开始说英语太晚了。基本上，如果你在 7 岁之前去新的国家生活，开始学习新的语言，那么你说这种语言的流利程度会和当地人相差无几；如果你在 8 ～ 10 岁时移民，那么你会稍有一点儿难融入，但说话的口音还是会很接近当地人；可如果你在十几岁后才移民，那你说新语言时可能就不会那么流利了，口音会暴露你的来处，就像施瓦辛格一样。

LIVEWIRED　**通过改变口音来融入另一种文化的这扇门大约仅开放 10 年，之后就会关闭。**

我们先前说到如何利用竞争原则帮助患有先天性斜视的孩子，即先暂时罩住健康的眼睛，好给弱眼一个夺回地盘的机会。但需要注意，那只健康的眼睛需要在 6 岁前的敏感期内被罩住，否则就太晚了，弱眼的视力将再难恢复。[8] 因为 6 岁之后，视觉系统的泥泞小路就被铺设成了高速公路，很难推倒重来。

对盲人来说也一样。我们在前文中提到，如果一个人先天性失明，其他脑区会最大限度地占领视觉皮质；如果他在童年早期失明，其他脑区就会占领得相对少些；再晚些失明，则占领得更少。从失明患者其他方面的表现也能看出，较早的输入改变会比以后发生的改变更容易处理。比如，视觉皮质被占领越多，患者能记下的单词就越多，因为原本的视觉皮质已有部分用于记忆任务了。[9] 根据这项原则，先天性失明的患者记忆力最强，童年早期失明的患者表现次之，而对再晚些失明的患者来说，记忆力的改变将很小甚至为零。[10] 时机是关键。

外科医生也需要通过这一原则来预测手术的结果。同样是视力恢复手术，患者年龄不同，手术结果可能完全不同。年轻人也许可以很快恢复视力，年长的人就不一定了。对已失明很久的人来说，将视觉输入重新"载入"枕叶皮质有时甚至会扰乱已经稳定下来的触觉和听觉系统。[11]

在之前提到的实验中，雪貂的视神经被重新连接至听觉皮质区域。即使视觉输入进入了不同往常的区域，大脑还是设法找到了处理这部分输入的方法。然而这种处理并不完全，和原本与视觉皮质的连接相比，接入听觉皮质的视觉连接会稍显混乱。这揭示了一种可能，即听觉皮质在早期即被分化，精于处理听觉输入，与视觉输入稍有不同。[12] 这可能意味着，皮质的改变会在一定程度上受制于基因的早期设定，也有可能意味着，听觉皮质在接受视觉信号时会忽略一部分周围的声音输入。如果视神经刚开始发育（比如婴儿还在子宫的时候，但目前无法通过实验验证）就连接到听觉皮质，那皮质的改变就有可能圆满完成。

在所有感官的发展中，我们都发现了发育敏感期的影响。还记得失去一根手指或学习一种新乐器时，神经地图是如何重新调整的吗？总的来说，这种调整更多地发生在年轻大脑，而非年长大脑中。幼时搬家的女演员库妮丝的英语不带口音，小提琴家帕尔曼也是在很小的时候就开始学琴了。如果你到十几岁才第一次拿起小提琴，就很难成为帕尔曼这样的大师。即使你更努力地练琴，甚至练琴时长超过了他，你的大脑也已经在比赛中落后了，因为当你第一次拨动琴弦时，大脑已基本固化了。

无论是视觉、语言，还是精通小提琴，这些能力的获得都取决于外界的正常输入。假如一个孩子，比如丹妮尔，没能在发育敏感期接收到这些输入，那他以后也就很难再做到了。我们只在幼儿时期才拥有学习语言、人际交往、正常行走、获取视觉、正常进行神经发育等能力，过了某个时间点后，这些学习与发育的能力就会丧失。

LIVEWIRED　**大脑需要在特定的敏感期内体验到相应的外界输入，才能产生最有效的连接。**

由于长大后大脑的灵活性会降低，我们往往会被童年的事深深影响。举个有趣的例子，男性的身高及其预期薪水存在一定的关联。在美国，男性身高每增高 2 厘米，实际工资就会增加 1.8%。为什么会这样呢？最普遍的假设是，这种现象源自实际招聘中的歧视，即每个人都想雇用威严的高个子男人。然而，还有一个更深层次的原因，即衡量男性未来薪水的最佳指标是他 16 岁时的身高，无论之后他长得多高，都不会影响结果。[13]

如何理解这一点？这是人与人之间的营养差异造成的吗？当然不是！当研究者将男性的薪水和他 7 岁、11 岁时的身高关联起来的时候，这种相关性并没有那么明显。但 16 岁的青少年正处于社会地位的确立期，一个人在成年后的状态很大程度上取决于他青少年时的状态。追踪上千名参与者从儿童到成年的情况发现，在更看重人际交往的职业中，如销售或管理岗，员工的薪水和他青少年时身高的相关性最强；而对其他职业来说，如蓝领或艺术商人，相关性则没那么强。你在自己的敏感期内受到怎样的对待，会对你未来的处事态度，如自尊心、自信心和领导力等产生非常深刻的影响。

再举一个例子，明星奥普拉·温弗瑞（Oprah Winfrey）身家达 27 亿美元，可有报道称她一直存在着一种根深蒂固的恐惧，害怕自己最终身无分文、无家可归。她的恐惧与成名前的经历有关。在成为传媒女王之前，她曾是美国密西西比州的一名贫困儿童，她的妈妈是个年轻的单身母亲。

正如亚里士多德在 2 400 年前指出的："童年养成的习惯对我们造成的可不是微小的改变，简直是所有的改变。"为了更好地描述发育敏感期，之前用"一扇正在关闭的门"来比喻它，现在我们把这个比喻升级，因为这样的门不只一扇，而是有很多扇。

以不同速度关闭的"发育窗口期"

大脑在发育早期极易受到影响，以至于有时会陷入困境。例如，小鹅刚从鹅蛋里孵化出来时，会认它看到的第一个会动的东西为父母。大多数情况下这是对的，因为它第一眼看到的通常是鹅妈妈。但小鹅也有可能认错妈妈。20世纪 30 年代，奥地利动物学家康拉德·劳伦兹（Konrad Lorenz）不必花太多心思就能得到小鹅的爱，他只需要在鹅蛋孵化后那段很短的时间里出现一下，小鹅就会记住他的特征，跟着他到处走（见图 9-1）。

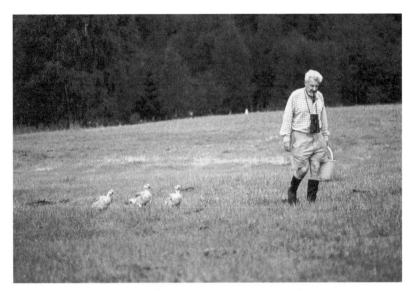

图 9-1　劳伦兹和他的易受影响的鹅

这是一扇快速关上的门，让鹅能够记住父母的特征。在之后的成长过程中，它们依然可以学习其他知识，比如河流在哪里，哪里是最佳觅食地点，以及成年后辨认出遇到的其他鹅。

不同任务在大脑中的敏感期不同。就最初的灵活程度和保持可塑性的时间而言，并非所有的脑区具有同样的可塑性。哪些脑区会先固化？其中有什么规律吗？研究员对成年人视网膜受损后视觉皮质的变化开展了一项研究，视觉皮质的相邻区域会占领那些因视网膜受损而闲置的脑组织吗？如果会，占领速度有多快？令研究员惊讶的是，参与者的视觉皮质并没有明显的变化，那些闲置的区域一直保持着同样的状态，并没有被周围的区域占领。[14] 基于对可塑性的过往研究，这真有点出乎意料。毕竟，成年人大脑的躯体感觉皮质和运动皮质仍有很大的可塑性，即使上了年纪，人们也能学会悬挂滑翔和滑雪。[15]

对应视觉的脑区和对应躯体的脑区到底有什么不同？为什么初级视觉皮质的模式在短短几年后就固定了，而躯体感觉和运动皮质还可以继续学习？为什么一个 8 岁的斜视患儿会有一只眼睛永久失明，而一个 58 岁的瘫痪者却能学会控制机械手臂？因为不同脑区遵循着不同的可塑性"时间表"。有些神经网络已经固化，有些却仍有很大的可塑空间；有些神经网络的敏感期很短，有些却很长。

这种多样性的背后是否存在一个普遍的原则？一种可能是，敏感期由不同脑区的不同基础学习策略决定。[16] 按照这种观点，有些脑区需要终身学习，因为它们需要持续关注外界变化，逐个编码细节，思考词汇、学习新技能、对人脸的视觉识别都是需要大脑持续保持可塑性的任务；另一些脑区则负责更稳定的任务，比如构建视觉模块、如何咀嚼食物或者学习语法的一般规则等，因此这些脑区需要尽快稳定下来。

但大脑又是如何提前得知脑区固化的顺序的？是基因决定的吗？可能是。但我也有一个新的假设，即脑区的可塑程度能反映出对应的输入在外界的变化或可能变化的程度。如果某些输入基本不会改变，对应的脑区就会很快固定下来；如果某些输入一直在变，大脑就会一直保持对应脑区的可塑性。所以结果就是，稳定的输入将会加速对应脑区的固化。

现将耳朵的输入信息和身体的输入信息做个比较。编码外界基本声音的区域，如初级听觉皮质，会很快固定下来。小隼人和小威廉年幼时就这样编码了周围出现的声音。相比之下，持续引导和控制身体的运动皮质与躯体感觉皮质，因为身体计划的不停改变，也会一直保留可塑性。毕竟一生那么长，你会变胖，变瘦；你会穿靴子，在家换成拖鞋，老了以后还会拄拐；你会骑自行车、玩滑板和蹦床……这就是为什么小隼人和小威廉成年后还可以一起度假，并在度假期间学习帆板运动。声音输入一般来说不会有太大改变，但身体接触外界后的反馈却会持续变化。

LIVEWIRED ｜ **大脑的策略就是迅速让初级听觉皮质稳定下来，同时保留参与身体计划的皮质的可塑性。**

现在，让我们聚焦某种特定感觉来做进一步说明，比如视觉。在低层级视觉区如初级视觉皮质，神经元会对外界的基础图像信息进行编码，包括边缘、颜色、角度等；高层级视觉区则会处理更特殊的项目，比如你所在街道的布局、年度跑车的流线型外观或手机上应用程序的排列等。首先，大脑会建立低层级视觉区的信息库，并在此基础上搭建更多的信息通路。所以，线段的诸多角度很早就在你的视觉系统中固定下来了，但你仍然能记住影视新星的脸。视觉系统的不同层级有着不同的灵活性，人们会最先通过低层级视觉区处理并记住反映外界的基本信息，一旦完成就很难改变。当低层级视觉区的信息固定后，人们才能学习高层级视觉信息的集合，后者的变化速度更快。

打个比方，假设你正在修建一座图书馆，就需要先做一些基础的事，如确定书柜的位置、采用杜威十进制分类法管理图书、建立一套检查图书的流程等。基础打好之后，其他事就比较容易了，比如灵活控制图书的库存、增加热门图书数量、不断引进新书等。所以，随着年岁渐长，大脑是否仍具有可塑性，答案并不唯一，这取决于我们在讨论哪一部分脑区。

LIVEWIRED　**随着年龄的增长，大脑的可塑性会降低，但不同功能脑区的可塑性降低速度并不相同。**

在遗传学中，也可以找到与"可塑性反映差异"假设相似的地方。染色体上的部分基因组似乎更能锁定其核苷酸序列的构成，保护基因免受突变，染色体的其他区域则更易发生变化。科学家仍在努力探索这一部分，但大致可以说，基因序列的可变性反映出外界对应特征的可变性。[17] 例如，不同纬度上生活的人类的皮肤色素沉着程度不同，以便于吸收足量的维生素 D，所以皮肤色素的基因是可变的；而编码用于分解糖的蛋白质的基因是稳定的，因为糖对人类来说是至关重要且不变的能量来源。以此类推，未来的研究或可通过将人类生活中精神、社会和行为功能的"可变性"量化以验证这一假设，毕竟大脑最灵活的部分反映了外界最多变的部分。

一生都在改变的大脑

　　成年人往往会羡慕孩子，因为孩子能以惊人的速度学习语言，总能想到一些奇妙的方法解决问题，还会对每种经历都保持新鲜感，不管是透过飞机的舷窗向外张望还是饲养一只宠物兔，他们都会觉得非常好玩。而年长的大脑里有很多已经关闭的门，这就是为什么在托伊贝尔的实验中，第二次世界大战中遭受脑损伤的年长士兵恢复得不如年轻士兵好，也是为什么成年后才来到美国的施瓦辛格仍保留着浓重的口音。同样，一个城市的历史越悠久，它的基础设施就越难改进。例如，罗马城中有很多弯弯曲曲的路，承载着厚重的历史，以至于政府很难对其进行大规模的修缮和重建，所以罗马无法拥有曼哈顿的网格状的街道排布。早期城市从逐步建立到不断发展强化，这一过程与人类的发育成熟非常相似。

　　1984 年，35 岁的美国物理学家艾伦·莱特曼（Alan Lightman）在《纽约时报》上发表了一篇题为《流逝的期待》（Elapsed Expectations）的短文，他在文章里抱怨自己的思想开始变得古板：

　　　　科学家和运动员一样，黄金年龄都在年轻之时。艾萨克·牛顿20 岁出头就发现了万有引力定律，阿尔伯特·爱因斯坦在 26 岁时提出了狭义相对论，詹姆斯·克拉克·麦克斯韦（James Clerk Maxwell）35 岁时回到家乡隐居并初步提出电磁理论。几个月前，步入 35 岁的我回顾了自己的物理学术生涯，度过了一段不愉快却又无法逃避的日子。到了这个年纪，或者再过几年，你应该已经完成或者能预见到你一生中最杰出的成就了。要么如此，要么一无所成。

　　美国物理学家詹姆斯·盖茨（James Gates）在一次电视采访中也有类似的感叹：

有种说法是，若想要让老物理学家接受新的观点，大概要等到他们死的时候了。只有下一代学者才能从新的观点出发研究出新成果。当你成为像我一样的老物理学家时，你一定已经掌握了很多知识，它们就像船上的压舱物一样，分量非常重，拽着你往下，而你需要载着所有这些继续前行。有时候，你脑海里会冒出一些想法，它们就像小精灵或小仙女一样在你眼前转圈圈，然后你会对自己说："噢，我不知道那是什么，但应该不是要紧的东西吧。"有时候这种灵光一现还真是十分重要的东西。

这样的场景，在年长者身上常发生。但好消息是，虽然大脑的可塑性会随着时间的推移逐渐降低，但它依然存在！活跃的连接可不是年轻人的特权。神经网络的重塑是一个持续的过程，贯穿我们的一生。我们总是会有新奇的想法，会了解最近的新闻，记住各种人和事。罗马确实是个改变很慢的城市，但它也从未停止改变。和 20 年前相比，这座城市的变化很大，比如在那些历史悠久的雕像周围多了很多手机信号塔和休闲网咖。尽管城市的建筑基础很难改变，但它依然在不断完善细节，适应新的环境。这就像图书馆会更新内部藏书，但它的建筑外观是大体不变的。

本书介绍的许多研究都体现了这一点，如杂耍、新乐器、伦敦地图等，这些例子都体现出成人的大脑依然具有可塑性。修女研究（Nun Study）是一项针对数百名住在修道院的天主教修女开展的调查，持续了数十年之久。[18] 参与研究的所有修女都同意定期测试她们的认知功能，分享她们的医疗记录，并在死后捐献她们的大脑。其中一项结果让研究者十分吃惊，一些修女去世后，尸检显示她们的大脑已饱受阿尔茨海默病的摧残，然而她们在世时思维敏锐，从未表现出任何认知能力的下降。换句话说，虽然她们的神经网络在物理上退化了，却没有表现出相应的症状。

这种情况该如何解释呢？关键在于，修道院的修女们每天都要用脑，直到生命的最后一刻。她们需要打理修道院的一般事务，开展社会工作、传经布道、举办夜间活动、开讨论会等。与耄耋老人的典型生活不同，她们不会一直坐在沙发上看电视。由于她们的精神活动十分活跃，大脑被迫继续构建新的神经回路，即使有些之前的连接已经损毁了。足有三分之一的修女在细胞层次上已有阿尔茨海默病的分子病理学体现，却没有出现明显的认知失调症状。

> **LIVEⅢRED　即使年事已高，若有丰富的精神生活，大脑就会产生新的连接。** [19]

所以学习可以贯穿生命的始终。但为何大脑成熟后，学习的速度就变慢了呢？一个原因是，我们之前提到的很多扇门会逐渐关闭，但也可以从另一个角度看待这个问题。我们知道，大脑内部模型与外界信息之间存在的差异会促使大脑不断改变，不断校准。只有当发生了与预期不符的事时，大脑才会发生变化。当你慢慢长大成熟，构建了一套属于自己的规则之后，比如关于对家庭生活的期待、在社交圈里的表现或是喜欢的食物等，大脑就会较少受到新刺激的影响，也就变得更稳定了。当你还是个孩子时，你会认为别人的想法和自己一样。逐渐地，你的经历会让你意识到，你的想法和实际情况可能有差异。此时，你的神经网络会做出相应的调整以缩小差异，好让你能在世界上更好地生存和发展。

设想一下，你正要开始一份新工作。起初对所有的事都充满新鲜感，有新的同事、新的职责、新的工作方法。你需要在最初的几天或几周内快速将这些新事物融入大脑的内部模型中，所以这段时间大脑的可塑性会很高。但过段时间熟能生巧后，你积累的工作经验就比可塑性更重要了。

国家的建立与发展也遵循这种规律，拿国家宪法和宪法修正案举例，在宪法初步制定后，国家总会对法条进行大量的修改，这是因为国家刚建立，还在摸索发展的策略。过了一段时间后，宪法形成了一定的通用标准，修正案也就不会出现得那么频繁了。在美国，宪法刚颁布的短短 13 年里就通过了 12 项修正案，而在那之后，每 20 年至多只有 4 次修正，绝大部分时候并没有任何改动。距今最近的一次修改还是 1992 年通过的《美国宪法第二十七修正案》，直到现在，宪法都没有再做出其他更改。各国在建国初期对制度条例修改频频，而当它们摸索出适合自己国情的发展道路之后，就会减少对制度的改动，并在世界上保持自己的立足之地。

大脑神经网络的稳定同时反映出它已对世界有了一定的理解与认识。某个区域的神经网络越是稳定，越能证明它们已经成功找到了一些解决问题的方法，而不一定代表它们功能的衰退。你真的想要一个可塑性很高的孩子般的大脑吗？虽然拥有一个如同海绵般能吸收一切的大脑听起来很棒，但若将生活看作一场游戏，通关的关键应该是弄懂规则。

长大的我们虽然失去了一部分改变的能力，但也变得更加专业了。大脑中那些好不容易才形成的神经网络并不完美，甚至其内部都不一定完全一致，但它们是我们宝贵的生活经验、专业知识和世界观等的集合。一个孩子没有能力经营一家公司、进行深刻的思考或者领导一个国家。如果可塑性从不降低，你就没办法了解世界上的普遍规律，没办法很好地形成关于社会生活的认知，没办法维持良好的社交关系，甚至没办法完成像读一本书、进行一次深刻的谈话、骑自行车、给自己做饭等这样的小事。

LIVEWIRED　**让大脑保持绝对的灵活，就等于让自己停留在婴儿时期那种无助的状态中。**

你的记忆又将如何呢？假如现在给你一颗可以提高大脑可塑性的胶囊，一口吞下后，你的神经网络会开始重新连接。这时你当然可以去快速学习新语言、拥有新的口音、从新的角度理解物理，可代价是你将忘记从前的一切，童年的记忆、初恋、第一次去迪士尼乐园、与父母共度的时光，都像做了一场梦，醒来只剩一场空。你认为这样做值得吗？

　　想象未来战争中的一个可怕场景，敌方研制出了一种还原大脑可塑性的生物武器。在受到攻击后，人不会受到身体上的伤害，但大脑瞬间会回到婴儿时期。他们瞬间忘记了如何走路、如何说话，忘记了所有发生过的事。当被指挥官送回家时，他们不再认得家人、朋友、配偶和孩子。理论上来说，他们确实可以重新学一遍，因为他们的有形部分看起来并没有受损，但他们的精神世界，那些无形部分已经恢复到了出厂设置，一去不复返了。

　　这个场景之所以可怕，是因为从根本上来说，你是你记忆的总和。接下来我们就来聊聊这个话题。

第 **10** 章

沙丘如何记得
风来过

为什么有些人在临终之时会像孩童一样说话？

为什么失忆者会忘记父母，却不会忘记如何开车？

为什么被切除海马的小白鼠还能凭记忆走出迷宫？

　　最后一天，痛苦是永恒的。她在床上一次又一次地挣扎，几乎要摔下来，人们不得不奋力把她按住。老伴看不下去，离开了房间。他失声痛哭，像是要把眼泪哭干。

　　珍妮来安慰他，轻声说："爷爷，爷爷，别哭。奶奶告诉过我，她没受苦。在生命的最后一天，她会回到第一次听到音乐的时候。那时奶奶还是一个小女孩，走在她出生的村庄小路上。奶奶告诉我那是一场婚礼，人们翩翩起舞，笛声欢快地在空中盘旋。让她留在那儿吧，爷爷，没关系的。她告诉过我。来吧，来吧，帮助她可怜的身体解脱吧！"

——美国作家蒂莉·奥尔森（Tillie Olsen）

《给我猜个谜》（*Tell Me a Riddle*）

　　奥尔森在书中描述了一位祖母临终时的样子，虽然这位老人失去了近期记忆，儿时的记忆却深刻而鲜活。痴呆症患者多有类似的模式。

　　这是神经病学注意到的最古老的模式之一。1882 年，法国心理学家西奥多勒·里博（Théodule Ribot）惊讶地发现，旧的记忆比新的记忆更稳定。[1] 这就是后来的里博定律，它解释了为什么有些人在生命结束时会像孩童那样说话。1955 年，爱因斯坦在新泽西州普林斯顿的一家医院去世，每个人都很好奇伟大物理学家的遗言是什么，但永远无从知晓了。不是因为没有护士听见，而是因为那些话是用他的母语德语说的，而夜班护士只会英语，所以爱因斯坦最后的话我们无从得知。

也难怪里博为这种奇怪的记忆存储模式所震惊，因为其他的存储系统可不是这样工作的。组织机构的上一届领导班子会被淡忘，教育系统总是关注最近的趋势，市政府都爱宣传自己最新的成就，而很少去怀念 20 世纪的光辉事迹。

为什么大脑存储记忆的模式会反过来呢？为什么那些年代久远的记忆反而更安全？这是个关键线索，可以帮助我们理解大脑的运行原则。因此，我们现在开始讨论动态重连中最重要的一个内容，即记忆现象。

神经系统不是高速公路，而是公路网的集合体

在离别的时刻到来之前
快些，你的药片，记忆！
——英国诗人马修·阿诺德（Matthew Arnold）

在电影《记忆碎片》（Memento）中，主人公莱昂纳多·谢尔比（Leonard Shelby）无法将短时记忆转化为长时记忆。这种情况被称为顺行性遗忘（antero-grade amnesia）。他可以记得 5 分钟内发生的事，却记不住在那之前发生的所有事。没办法，谢尔比只好把重要的信息都文在皮肤上，这样他就不会忘记自己的使命了（见图 10-1）。这就是谢尔比越过时间的限制，与自己对话的方式。

在某种程度上，我们很像谢尔比，但不同的是，我们通常把关键信息"刻"在我们的神经回路中，而不是皮肤上。这样，未来的我们就可以了解自

己过往的经历，从而知道下一步该做什么。

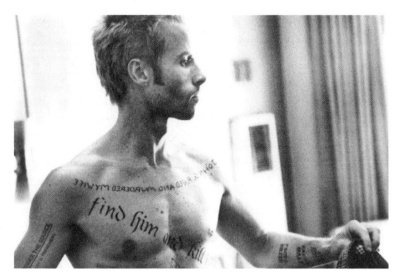

图 10-1　把信息文在身上的谢尔比

大约 2 400 年前，亚里士多德在他的手稿《论记忆》（*On Memory and Reminiscence*）中第一次尝试描述了记忆的过程。他用"把印章压在蜡封上"来比喻这一过程，遗憾的是，亚里士多德无法收集到支撑这一描述的数据。现实中的一件事是如何变为头脑中的一段记忆的？谜底如魔法般藏于神秘的面纱后面，长达数千年。

如今，神经科学正要解开这一谜题。我们知道，当你知道一个新的事实时，比如你新邻居的名字，你的大脑结构会发生物理变化。几十年间，神经科学家一直在实验室中努力，力求了解记忆的奥秘，它们是怎样在浩瀚的神经海洋里协调起来的呢？数十年后人们又将如何提取这段记忆呢？尽管一时间还差很多的碎片，但科学家的眼前已经浮现出记忆机制的大致面貌了。

在细胞层面和神经网络层面进行的研究，初步揭示了一些生物如海蛞蝓的基本记忆形式。为什么选择海蛞蝓？因为它的神经元大而稀少，比人类的神经元更容易研究。我们来看看典型的实验是如何进行的。科学家用一根棍子轻戳海蛞蝓，它受到刺激会躲避。如果科学家每隔 90 秒就戳它一次，海蛞蝓最终不再躲避，因为它们"记住了"这个刺激不会带来任何伤害。下一步，科学家用棍子轻戳海蛞蝓的同时电击它的尾部。此后，只要用棍子稍碰它一下，它就会大幅度地躲闪，这说明海蛞蝓"记住了"棍子的出现伴随着一些危险。[2]

这样的实验让我们了解到，记忆产生时神经元在分子水平上的诸多变化。海蛞蝓是一种无脊椎动物，而后来加入进化队伍的动物的记忆能力要比无脊椎动物的更强大，也更久远，比如哺乳动物。人类可以记住一生中的很多细节，比如曾经梦想过的事情和广阔地貌的空间特点等。除此之外，我们还能学习并掌握复杂的技能，让我们在商场叱咤风云，在社交场合应付自如，在气候变化时适应环境。更方便的是，我们还能忘记一些无关紧要的事，比如两周前某个机场停车场的位置或某次谈话中的具体措辞。

20 世纪 20 年代，哈佛大学的神经生物学家卡尔·拉什利（Karl Lashley）对哺乳动物记忆的物理基础进行了第一次系统的探索。他推测，若先教会老鼠一些新知识，如走出迷宫的路线，就能通过切除老鼠大脑对应的一小块区域，抹去老鼠这部分新的记忆。他要做的就是找到大脑中那个神奇的区域，将它取出，然后证明老鼠在术后忘记了走出迷宫的路线。

拉什利训练了 20 只老鼠走迷宫。然后，他用手术刀切除了每只老鼠大脑不同区域的皮质。等伤口愈合后，他再对每只老鼠进行测试，看看哪个部位的缺失会消除它们对迷宫的记忆。实验最终失败了，因为所有的老鼠都记得走出迷宫的路线，没有一只在手术之后忘记该怎么走。

这项实验其实也是成功的，因为拉什利发现，老鼠对迷宫的记忆并不局限于某一区域，而是在大脑中广泛分布。实验表明，大脑中并不存在专门的记忆结构。记忆的存储不像把文件放在文件柜里，更像是一种分布式的云计算，就像你能在全球各处的服务器上访问你的电子邮件收件箱一样。这种存储方式通常伴有大量的冗余。

假如我们有一段记忆，是一个名字、一次滑雪旅行或者一段音乐，将如何被写入广泛分布的数十亿细胞？大脑又是用什么编程语言将经历的内容转变成生理组织中存储的信息的？

19 世纪时，高分辨率的显微镜还没有出现，人们把神经系统看作一个像血管的连续网络，无数纤维状的"高速公路"连通着身体。这个观点直到 20 世纪才受到挑战。西班牙神经学家圣地亚哥·拉蒙 - 卡哈尔（Santiago Ramón y Cajal）意识到，大脑是一个由数十亿离散细胞组成的联盟。

LIVEWIRED　**神经系统不是高速公路，而更像是一个相互连通的公路网的集合体。**

他将自己的理论框架称为"神经元学说"（neuron doctrine），这一理论为他赢得了 1906 年的诺贝尔生理学或医学奖。神经元学说引出了一个非常重要的新问题，如果脑细胞是离散的，那它们怎么交流？这个问题很快就有了答案，神经元会通过一些特殊的点相互连接，我们现在称之为突触。拉蒙 - 卡哈尔认为，突触连接的强度变化产生了学习和记忆。

到了 1949 年，加拿大神经学家唐纳德·赫布（Donald Hebb）在经过推敲之后，对神经元学说做了改进。他认为，如果细胞 A 一直都在刺激细胞 B，那么它们之间的联系就会加强，或者说它们更容易产生联系。[3] 还是那句话，一起活跃的神经元连接在一起。

赫布提出假设时，缺乏实验数据的支持。到了 1973 年，两名研究者证明了赫布的假设可能是正确的。在刺激了海马的输入神经纤维后，他们发现对应的接收细胞，即突触后细胞的电反应增强了。增强的电信号持续了 10 小时，他们称之为"长时程增强"（long-term potentiation）。这是科学家首次证明神经细胞连接的强度可以因最近的活动而改变。[4]

很快，科学家们就想到了下一步，如果可能增强，那也一定可以减弱。具体来说，如果神经的连接能被增强，那它必然也能被削弱，否则神经网络会随着连接的不断增强而趋于饱和，最终再也无法存储任何新的内容。20 世纪 90 年代，研究发现很多机制（比如细胞 A 刺激了细胞 B，细胞 B 却没有回应细胞 A）可以引起长时程抑制（long-term depression），即削弱两个细胞间的连接强度。

科学家们总结说，他们已经发现了记忆的物理基础。[5] 连接强度的微小改变可以显著地影响神经网络的输出。通过长时程增强和长时程抑制机制，神经元的活动在整个神经系统里传递。神经网络还可以适当调整参数，在同时发生的活动之间建立连接。通过这种简单的机制，你生活中的点点滴滴都变成了大脑中的记忆。

想想你最好的朋友，再想想他的家。当你看到朋友时，大脑会激活一组特定的神经元集群，看到他的家则会激活你的另一组神经元集群。当你去好友家时，这两组神经元同时活跃，所以大脑将这两组神经元关联在了一起，这种机制被称为联合型学习（associative learning）。当这两个概念的其中之一被激活时，就会连带着激活另一个概念。更有意思的是，任何一个概念都可以激活与其相关的所有关联，比如，你见到朋友就会回想起你与他畅聊、聚餐和开怀大笑的美好时光。

20 世纪 80 年代初期，美国物理学家约翰·霍普菲尔德（John Hopfield）做了一项尝试，他想知道如果搭建一个简易的人工神经网络，是否能够存储一小部分"记忆"。[6]他发现，在向神经网络展示一些图案，比如字母表中的字母，并强化被同时激活的神经元之间的突触后，神经网络就会记住这个图案。看到每个字母都会激活一组特定的神经元集群，并加强神经元之间的联系。

　　经过这样的训练后，霍普菲尔德再向神经网络展示某个图案的不完整版本，比如一个没有上半部分的字母 E，神经网络运行的一连串活动将朝着完整 E 的模式发展。换句话说，神经网络会将图案补充完整，来匹配"字母 E 的样子"的标准概念，而这个概念是由之前训练的经验形成的。而且这些神经网络还不会轻易退化，如果你删除了网络中的一些节点，分布在网络中的记忆仍然可以被检索到。霍普菲尔德有力地证明了一个简易的人工神经网络也可以存储记忆，这为后续一系列"霍普菲尔德网"的研究开辟了道路。[7]

　　几十年来，特别是最近几年，人工神经网络的研究工作正在不断深入，并取得了长足的进步和发展。该领域的崛起并非因为诞生了新的理论，而是很大程度上归功于计算能力的发展。如今，计算机的超强计算能力已经可以用上百万甚至数十亿个单元来模拟一个巨大的神经网络，做到更复杂、更惊人的事，比如击败世界顶尖的象棋高手和围棋高手。[8]

　　尽管现在相关的研究成果颇丰，但要想让人工神经网络真正达到大脑运作的水平，还有很长的路要走。它们或许在某些任务上表现出色，但若更换任务，比如把识别狗和猫换成识别鸟和鱼，它们就会表现得很糟糕。最初，人工神经网络的研发灵感源自大脑，如今，它已经成为一个独立的研究领域。若想深入了解大脑的魔法，比如什么是大脑能做到但人工神经网络目前还无法做到的，我们还需要对真正的生物记忆进行研究，对其遇到的挑战及其应对方法有一个清晰的认识。

克服稳定性 / 可塑性困境方法一：选择性地改变

　　大脑要面临的第一个挑战就是长寿。人类之外的其他动物总是面临着不断变化、充满危险和挑战的自然环境，因此，它们必须年复一年、持续地更新信息。若一生都在学习，大脑就需要在接收新信息的同时保护好已存在的信息，努力在两者之间取得平衡。而在人工神经网络的研究中，神经网络通常是在"训练阶段"（训练集通常包含数百万个例子）完成学习，在"回想阶段"测试学习结果。动物可享受不到这样的待遇，它们一生都在边学边记。

基于教科书上突触变化的原理搭建而成的记忆模型，会遇到一个问题，尽管赫布型学习（Hebbian learning）对编码记忆很有用，但若将其持续作用于人工神经网络，那它之前学习到的知识就会很快被新知识覆盖，存储爆满的人工神经网络会陷入记忆的泥淖。[9] 早期的记忆被涌入的新刺激取代，好比戏剧的第一幕才刚落下，你却已经不记得它的开场了。这个问题被称为人工神经网络的稳定性／可塑性困境（stability/plasticity dilemma）。那真正的大脑是怎样做到在保留已获取信息的同时，继续学习新知识的呢？

LIVEWIRED　**记忆需要被好好保存，它的敌人不是时间流逝，而是其他记忆的入侵。**

人工神经网络可能会陷入记忆存储难题，但真正的大脑不会。你既不会因为读了一本书就忘了你的伴侣叫什么，也不会因为背了词汇表上的一个新单词就忘了学过的其他单词。

大脑绕过记忆困境，通过另外一种方式来保护旧记忆。这说明简单地强化和削弱神经网络中的突触并非记忆机制的全貌，还有更多的事情在同时发生。

大脑解决稳定性／可塑性困境的第一种方法是，确保整个系统不会同时改变，而是在与事件相关的较小范围内提升或降低该区域的可塑性。如前文提到的，神经调质可以控制突触的可塑性。通过这种方式，大脑只会在适当的时刻、适当的范围内学习，而不是每一次有新的刺激进入神经网络时都学习一遍，正是这种特异性减缓了神经网络被记忆塞满的速度。[10] 只有遇到重要事件，如听到一位新同事的名字、关于父母的只言片语、你追的剧播出新一季等，突触才会得到强化，而对一些无关紧要的事，如看到路边的一个标志、路人的衬衫颜色、人行道上多了一条裂缝等，神经网络就没有改变的必要。

我们总会想当然地以为大脑就像一张白纸，所有事都会在上面留下痕迹。其实并非如此，它具有"相关才会改变"的特征，并且在某些特定的场景下，它还会做好采用特定学习方式的准备。当经历与人的生活密切相关，尤其当经历与恐惧、快乐等强烈情绪相关时，它们就会转变成记忆。通过这些方法，大脑能将无用的信息排除在外，避免被庞杂的数据淹没。可惜的是，这并不能完美解决稳定性 / 可塑性困境，因为经过一番筛选，还是有大量的记忆不知该如何存储。

所以，大脑还有第二种方法，它并不会把所有的记忆放在一起，而是将一部分已学会的数据转移到其他地方，使其存储得更久些。

克服稳定性 / 可塑性困境方法二：转移

假设有一个大仓库，源源不断地收到新的箱子，那它早晚会被填满。倘若收到新箱子后，把旧箱子运走，仓库就会有很多空间。

LIVEWIRED　**记忆就像箱子，会被转移到其他地方，而不会停留在最初的"仓库"。**

海马是记忆形成的中心。在研究海马及其周围结构的过程中，我们逐渐了解了记忆的奥秘。1953 年，27 岁的癫痫患者亨利·莫莱森（Henry Molaison）决定接受缓解癫痫症状的手术。手术切除了他大脑两侧的海马区域。术后，医生发现莫莱森患上了严重的遗忘症，他无法形成新的记忆、学习新的知识。令人惊讶的是，他仍可以学会一些新技能，如对镜朗读，但他不记得自己会这项技能。加拿大神经心理学家布伦达·米尔纳（Brenda Milner）和同事进行了深入的研究，研究指出，莫莱森对手术前发生的事件的记忆与常人无异。莫莱森的症状让科学家将注意力放在了海马上，特别是，为什么海马在学习新知识时不可或缺，但对记忆已经学到的事实不会造成影响。[11]

结果显示，海马在学习新知识时的作用是短暂、临时的，它不是记忆的永久存储地，证据就是，莫莱森能够清楚地记得手术前发生过的事。[12]海马参与了新记忆的形成，但学到的知识不会继续留在那里，而会被运送到大脑中可以更长久地保存记忆的皮质区域。

那么，记忆是如何从海马到达大脑皮质中更永久的"家"的呢？一种猜想是，当某些信息第一次进入大脑皮质时，不会立刻被妥善安放，而是要经过海马的多次激活后才会在皮质中固定下来。海马是巩固记忆的必要条件，它需要一遍又一遍地对着大脑皮质重复播放这些新知识，好像彩排一样。[13]记忆一旦进入了大脑皮质，就会逐渐变得稳定。在莫莱森的案例中，新的记忆没有经过海马的"彩排"，所以没办法在皮质中长期存储。因而他的皮质和之前一样，没有发生任何改变。

大脑中很多区域都有类似的记忆运输。假如你学会了一种新的联系，看到红色的方形就举起手，看到蓝色的圆形就拍拍手。你练习了很多次，反应越来越快。在你学习这项技能的时候，大脑的某些区域，如尾状核（caudate nucleus）可以快速检测到与奖励相关的变化。你反复练习这项技能，神经元的活动最终会在大脑的其他区域，如前额叶（prefrontal cortex）被检测到。前额叶神经元的变化要比尾状核慢一些，这表明第一个区域正在把它学到的东西教给第二个区域。[14]

再举一个例子，第一次滑旱冰时，你会将注意力放在四肢上，投入大量的精力去学习。在练习了很多天以后，你就不用再关注四肢，可以自然而然地滑起来了。这是因为大脑中参与运动学习的区域，即基底核（basal ganglia）学会滑冰后，把知识教给了小脑等其他部分。

"转移箱子"的方法确实有助于解决稳定性 / 可塑性困境，但依然存在空间有限的问题。如果能把箱子运往世界各地，问题就解决了。但若只是把箱子从一个仓库运到另一个仓库，不过是治标不治本，第二个仓库很快也会被填满。还是看看大脑的第三种更深层次的解决方案吧！

克服稳定性 / 可塑性困境方法三：关注突触之外的旋钮

突触的变化激起了科学家们的研究兴趣，成千上万的研究者致力于描绘这一现象的详细过程，并揭示对应的分子机制。然而，突触的增强和削弱并不是记忆的唯一机制，甚至不能算是最重要的机制。[15] 经过几十年的研究，我们了解到，虽然突触的可塑性是学习和记忆的必要条件，但没有证据表明是充分条件。也许，突触强度的改变，仅仅是因为一些交织在一起的细胞正小心翼翼地平衡着兴奋和抑制，避免癫痫（过度兴奋）或失活（过度抑制）。因此突触强度的变化是记忆存储的结果，而不是根本机制。

尽管在理论上和实验里，单个突触的变化都是科学家们最关注的课题，但神经系统一定还有许多其他方式存储这些依赖于活动的变化。如果科学家们过分专注突触的变化，就可能错失关于记忆的一部分罗塞塔石碑①。不管我们在探究神经系统的哪一部分，都能找到可以调节的参数。奇妙的大自然赐予我们这样的大脑，其中有成千上万种方法来存储微小的改变，而所有这些细微变化都可以改变整个神经网络的行为。

---

① 记载古埃及历史的石碑，是了解古埃及语言与文化的基础。——译者注

想象你是一位初次造访地球的外星人，你有一双透视之眼，当你第一次看到人类，你一定会被他们那个叫作大脑的灵活系统中可移动部件的数量吓到。然后，透过高分辨率的眼睛，你会看到随着人类每天的互动，他们大脑神经元的形状都在发生变化，比如在经历了一些事情之后，神经元的树突会生长或收缩。再深入观察大脑的内部，你还会发现某一细胞释放用于与其他细胞沟通的化学信使的数量在变化，接受这种化学信息的受体数量也随之改变，受体上附着的"化学小装饰"也在调整其功能。神经元内复杂的分子和离子的级联结构进行着周密的计算，并根据每一次新的输入不断调整自己。你将对此感到敬畏。在基因水平上，你还能看到神经元细胞核中有着复杂的化学结构，它们附着在缠绕的 DNA 链上，促使或抑制不同的基因进行不同程度的表达。

你可能会对这样的系统感到困惑，因为在每种机制中，大脑都表现出了可塑性。从新生神经元的生长和嵌入到基因表达的变化，每一层级的参数都很灵活。在生命系统中，大脑有如此高的自由度，说明记忆存储策略也有非常多的可能性。事实上，我们有充分的理由认为，突触不是脑中唯一变化的东西。

第一，如果学习过程只调节已经存在的突触，大脑的结构就不会发生很大的变化。但从志愿者学习杂耍、医学生复习考试、出租车司机记住伦敦的所有街道等事件的大脑成像来看，大脑确实发生了巨大的改变[16]，且这种皮质上的改变不仅包含突触的变化，似乎还涉及新的细胞物质的增加。[17]

第二，如果记忆只保留在突触结构中，我们就无法期待神经发生（neuro-genesis），即神经的生长和嵌入。[18]事实上，新的神经元刚刚嵌入神经网络，可能会对原本形成的微妙突触模式产生一定的影响。但新的神经元确实存在，它们从海马一路出发，坐着卡车进入成年人的大脑皮质。这不是偶然事件，它们确实参与了记忆的形成。如果一只老鼠正被训练完成一项任务，那么当这项任务需要海马的参与时，检测到成年后新增神经元的数量将会比基线数量高出一倍，而当这项任务不需要海马参与时，新增神经元的数量没有变化。[19]

第三，DNA 周围的糖和蛋白质的变化也影响了基因表达的模式。[20] 在表观遗传学（epigenetics）这个前沿领域中，有研究表明，外部经历可以影响基因表达的抑制和放大。例如，受到良好养育的小鼠幼崽，比如母鼠经常舔舐它们，并为它们梳理毛发，小鼠幼崽 DNA 链上附着的分子模式就发生了永久改变，这让小鼠一生都较少焦虑，能健康地成长。[21]

LIVEWIRED **某种意义上，人们在世界上经历过的事会深入皮下，被刻入基因表达中，久久无法磨灭。**

当神经科学家和人工智能工程师研究神经网络的改变时，他们讨论的主要是细胞间连接的强弱变化。注意，此时你仍是个外星人，透过你的眼睛，可以很清楚地了解到，只进行突触方面的研究注定是片面的，因为可塑性存在于大脑的各个层面，刺激在神经网络中的流动取决于系统中的所有设置。无论我们探索哪里，都能发现该区域的可塑性。既然如此，为什么目前该领域的研究都集中在突触上呢？因为这是我们最容易观测到变化的地方，而其他区域的活动强度太小，我们现有的科技尚未能在快速变化的活体大脑当中捕捉并测量到。如同一个醉汉想要在街灯下找钥匙，我们目前的研究也集中在自己的能力范围之内。

现在我们知道，大脑有很多可以调节的旋钮，这引领着我们继续下一阶段的探索：既然可调节的参数这么多，大脑如何保证在改变一点儿时其他功能不会受到影响？我们如何理解各个部分的相互作用？是什么原则让不同层次的可塑性不会失控，且整个系统处于动态平衡之中？

我认为，最重要的不是大脑的生物基础，而是系统中每一部分运作的时间尺度。因此，在讲述大脑的故事时，不应过分纠结于机制的细节，而应该重点关注大脑的工作节奏。

速度层次理论

几年前，美国作家斯图尔特·布兰德（Stewart Brand）提出，想真正了解一个文明，需要同时了解此文明中以不同速度在不同层次运行的每一部分。[22]时尚圈瞬息万变；商业的发展相对慢一些，但也频繁更迭；道路、建筑之类的基础设施在稳步发展；社会的制度和法律，即政府的管理，通常改变得非常慢；更慢的是文化，它晃晃悠悠地按自己的步伐走，承载着悠久的历史和底蕴；最后是大自然，它每向前走一步都要以百年甚至千年来计算（见图 10-2）。

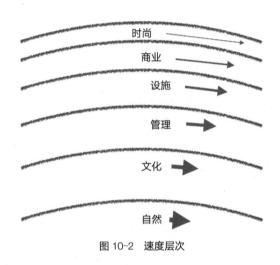

图 10-2　速度层次

虽然不常被注意到，但每个层次会互相影响。速度较快的层次会为速度较慢的层次带来创新，较慢的层次则会为较快的层次提供反思的空间，从而搭建稳定的框架。文明独特的力量和韧性并非由某个特定的层次造就，而是来自不同层次的相互作用。

速度层次理论可以帮我们进一步理解大脑。文明的速度从时尚圈到政府管理再到自然法则，由快到慢；同样，大脑的速度从快速的生化级联到基因表达的改变，也是由快到慢。大脑在学习时，不仅突触在改变，许多其他的参数也在变化，比如对脑科学家来说，这些参数包括通道类型、通道分布、磷酸化状态、神经突的形状、离子运输速率、一氧化氮产生速率、生化级联、酶的空间分布以及基因表达等。如果这些流程正确地连接在一起，进入大脑的刺激就会留下一条运动痕迹，由速度快的层次传导至速度慢的层次，最终那些变化更慢的层次上的参数也会发生深刻的改变。所以，可塑性的变化实际上是随着时间的推移渐进的，而非"要么照单全收，要么片甲不留"。所有层次上的可塑性都在相互作用，只有各个层次齐头并进，系统才能良好运转。[23]

速度层次带来的影响体现在方方面面。想象一下，你遇到了一位失聪者，对他怦然心动了。为了能与他有更多互动，你开始努力学习手语。当你学会用手语表达某件事的时候，他总会微笑着鼓励你。经过不懈努力，你可以流利地用手语表词达意，但此时他却突然离开了这个国家。从那以后，你孤独地舞动双手，却再不能看见他的微笑，自然就没有了继续学下去的动力。渐渐地，你几乎把手语忘光了。3 年后，另一位失聪者搬到了这里。可能由于思念，可能由于相似，你发现你喜欢上了这位新搬来的人。你又开始使用手语了，却发现之前学的全忘了，手指完全不听使唤。你很挫败，因为上一次你花了足足两个月才学会，你已经没有之前的耐心了。出乎意料的是，这次你学得快多了。3 天过后，你已经能和新朋友愉快地用手语聊天了。你很吃惊，因为你觉得自己确实忘光了，但短短几天，你又可以像专业人士一样与失聪者顺畅交流了。

第一次学习手语所需的时间和第二次相差很多。这部分节省下来的时间说明，即使很长时间没练习手语，大脑里依然留下了一些与手语相关的信息。[24]能节省这么多时间，就是因为大脑更深层次的缓慢变化。在你第一次怦然心动时，大脑中速度快的部分开始学习手语。随着你不断练习，改变被传送到了下一层次。当你喜欢的人离开以后，速度快的层次迅速调整，重新回到不会手语的状态。可是更深的层次却在犹豫到底要不要也这样做，因为它们不愿意就这样放弃耗费了大量时间和精力才学会的技巧。所以当你对新朋友心动时，深层回路发现它们已经为再次学习手语做好了准备。这样一来，重新学习的时间自然会大大缩短，那些你以为已经忘记的技能其实仍深埋在你的神经回路里。

　　大脑中存储着隐藏的技能，这点有很多事情可以证明。例如，一位宇航员在近地轨道的空间站中生活了很久，返回地球以后，他肯定没办法一出舱就去星巴克喝咖啡，毕竟他得先适应如何在地球重力下行走。虽然在失重的环境下待了足够长的时间，但他很快就重新学会走路了，根本不需要从头来过。宇航员的表现说明，走路这项技能被存储在大脑的深处，只要需要就可以快速恢复。[25]

　　了解了速度层次理论后，试着重新思考一下之前讲述的模式的概念。还记得桑德林和他的改装自行车吗？他用了好几周的时间才学会骑反向安装车把的自行车，回头却发现自己不会骑普通自行车了。但这种情况没持续多久，他就可以在两种自行车之间切换自如了。桑德林的头脑中存在着两种模式。现在，试着从更深的层次上理解模式的形成。一段短期的学习经历并不会覆盖另一段学习经历，桑德林不会说"我学会了骑改装自行车，就不会骑普通自行车了"，两段经历被分别存储在大脑的更深层次中，当不同情况发生时（骑车前桑德林会想，我现在在骑哪一辆？），神经网络就会激活对应的通路。

　　最终，那些格外有用的知识会被刻入 DNA，比如直觉，与生俱来，我们不需要额外学习。[26]这就是更长时间尺度上的可塑性，即达尔文提出的物种可塑性。经过几千年的自然选择，直觉较强的人更易存活下来，也更有机会生养后代。于是，他们的基因被保留，并通过后代继续繁殖传递。

　　一个世纪以前，理解记忆面临的挑战是缺乏技术的支持，现在，理解记忆面临的挑战却是技术的存在，特别是计算机的存在。数字革命的影响如此深远，改变了我们生活的方方面面，以至于一些严重不匹配的暗示已在人们的观念中根深蒂固。

　　这一点在"记忆"一词上体现得尤为明显。人类大脑存储记忆的方式与计算机存储数据的方式明显不同。你看了一部电影，大脑并不会逐帧地把整部电影全部编码，也不会在之后提起电影剧情时逐字逐句地解码台词。有人给你讲了个笑话，你并不会建立一个"神经日志文件"记录每个字以及它们的隐喻，而是会记住笑话的笑点。如果你会说两种语言，听到了用一种语言讲的笑话，你也许会把它用另一种语言讲给别人听。所以，对一个笑话来说，重要的并不是每一个词，而是其中隐含的幽默概念。

LIVEWIRED　**大脑并不编码像素或具体文字，而是编码与已有的知识产生关联的新刺激，不管是生理上的关联还是社会意义上的关联。**

我们正在学习的东西代表着我们已经了解的东西。两个人同时看某国历史的大事年表，其中一人对该国的历史有深入的研究，所以新知识可以很好地融入他的知识网络，而另一人对该国知之甚少，也从没有去过，新的知识自然孤立无援，很难进入他已有的知识体系。

在速度层次理论中，速度慢的层次为速度快的层次搭建了框架。以此类推，在大脑中，早年的经历就像建筑物的地基，为后面发生的事情打下基础。大脑在处理新出现的刺激时，总会带有旧时的影子。

这种特点让一些关于未来的想象很难实现。在电影《黑客帝国》中，尼奥和崔妮蒂在一栋大楼的顶部遇到一架 B-212 直升机。尼奥问崔妮蒂："你会开直升机吗？"崔妮蒂回答说："暂时还不会。"然后打电话给组织，要求接线员提供"B-212 直升机的驾驶员程序"。接线员飞速敲击键盘，几秒钟后，程序就被下载到了崔妮蒂的大脑中。尼奥和崔妮蒂登机后，崔妮蒂就能熟练地操纵着直升机在楼宇间穿梭了。

这种能力真的很诱人，但在现实中却无法实现。为什么呢？因为记忆是从前发生的一切事物的集合。例如，对一个人来说，驾驶 B-212 直升机可能与骑摩托车有一定的相似性，所以直升机相关的知识会与摩托车相关的知识编码在一起；第二个人是骑马长大的，所以他会将驾驶直升机的知识建立在骑马的运动记忆上；第三个人则把新技能放在童年电子游戏的背景中去理解。不同的人会从不同的角度学习如何驾驶直升机，所以理论上，并不存在能够兼容所有大脑的标准说明书。换句话说，人脑不同于计算机，驾驶直升机的"说明书"并不是一份独立的文件，而与每个人生命中的经历息息相关。

LIVEWIRED　**早年的经历在脑海中筑起一座记忆之城，所有来到这座城市的"新居民"都需要找到自己的容身之地。**[27]

幻肢痛、超忆症与联觉

想了解速度层次理论，关键在于理解不同速度层次之间的相互作用。随着神经科学领域的发展，我想会有更多人从相互作用的角度出发，来理解一些临床问题。

再以纳尔逊爵士举例。在遭到枪击后，他的右臂被截肢了，但在之后的几年里，他觉得缺失的手臂仍然存在。虽然原先对触摸手臂做出反应的大脑皮质已转而对触摸脸部做出反应，但下游神经却希望这部分皮质依然代表手臂运动。换句话说，对速度更慢、层次更深的脑组织来说，这部分皮质的活动仍被当作来自手臂的感觉。这种幻觉导致的感觉混乱是截肢者的典型症状之一：是深层次的大脑告诉纳尔逊爵士，他的手臂"一直都在"。速度层次系统在处理日常事务时运行良好，如果身体在短时间内经历剧变，尤其是像子弹飞速射入身体这样过于突然的事件，系统就会陷入混乱。

再举一个不太常见的例子。患有超忆症（hyperthymesia）的人拥有过目不忘的自传体记忆，可以说，他几乎从不忘记任何事。随便选择过去的一天，他都能准确地说出那天的天气、他做了什么、穿着什么衣服、见了什么人。从神经元和分子的水平上考虑，超忆症可以被理解为不同速度层次之间的传导过快。好比一个社会中，时尚圈的人掌握了太多的权力，最新的流行趋势甚至直接影响了政府决策层。顺便一说，也许能记得所有事听上去挺棒的。但大事小情都挤在脑海中，连鸡毛蒜皮也无法忘记的超忆症患者其实很痛苦。巴尔扎克曾感慨："记忆美化了生活，但遗忘才能让生活可以忍受。"

最后再来看看联觉（synesthesia），即一条感觉通道中的刺激会自动地、无意识地激发另一条感觉通道。例如，字母表中的不同字母能给人带来不同颜色的感受，看到字母 J，会触发看到紫色的感觉，看到字母 W，会触发看到绿色的感觉。

关于联觉最常见的假说是，它反映出通常各自分离的脑区之间的沟通增多了。但我曾提出另一种猜想，也许联觉代表着"黏性可塑性"。[28] 想象一下，一个小孩子看到了一个真实存在的紫色 J，可能来自小学墙上的告示、被子上缝的图案或者是用紫色的蜡笔画出来的。于是，编码 J 的神经元和编码紫色的神经元同时活跃，突触也改变了强度，它们同步放电，紧密连接在一起。对绝大多数人来说，他们不断看到用不同颜色写下的字母 J，这个特定字母与不同颜色的连接强度将持续变化。如果新的 J 是黄色的，那么黄色与 J 之间的连接将会加强，而紫色与 J 之间的连接则会减弱。当人们看到了足够多颜色的 J 时，字母 - 颜色映射就会变得多样且平均，自然不会一看到 J 就感觉看到了某种特定的颜色。所以我认为，联觉者大概具有一种非典型的可塑性，也就是说，一旦连接建立，修改这种连接的能力就会降低。一旦某个字母和某种颜色完成了第一次配对，二者自此就"黏在一起"了。

如何证明这种特性存在？既然联觉者眼中的字母表对应的颜色和其他人眼中的完全不同，也许他们小时候也对某些东西产生了联觉，我们又从何得知呢？

为验证这种猜想，我建立了联觉电池（Synesthesia Battery），这是一个在线评估系统，用来验证并量化联觉的程度。[29] 在收集并验证了上千名参与者的数据后，我和斯坦福大学的两名同事仔细分析了 6 588 位联觉者的字母 – 颜色映射。结果是个大大的惊喜，尽管大部分映射都是随机的，但仍有数百位联觉者的映射模式大致相同。对这部分联觉者来说，字母 A 是红色，B 是橙色，C 是黄色，D 是绿色，E 是蓝色，F 是紫色，从 G 开始从红色继续循环。[30] 更奇怪的是，这些有着特殊字母 – 颜色映射模式的联觉者都出生在 20 世纪 60 年代末到 80 年代末，占这段时间出生的受测联觉者的 15%。1967 年之前出生和 1990 年之后出生的联觉者都没有产生这一映射模式（见图 10-3）。

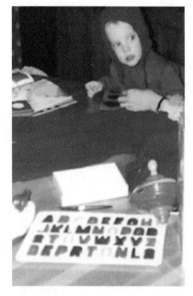

A	红色	N	橙色
B	橙色	O	黄色
C	黄色	P	绿色
D	绿色	Q	蓝色
E	蓝色	R	紫色
F	紫色	S	红色
G	红色	T	橙色
H	橙色	U	黄色
I	黄色	V	绿色
J	绿色	W	蓝色
K	蓝色	X	紫色
L	紫色	Y	红色
M	红色	Z	橙色

图 10-3　联觉

很多出生于 20 世纪 60 年代末至 80 年代末的联觉者看到的字母表颜色都和"费雪牌"（Fisher-Price）冰箱贴套装内字母的颜色一致。此次评估的一位参与者提供的照片证明，他小时候收到过一组"费雪牌"冰箱贴。

最后，我们发现，这些特定的颜色其实和"费雪牌"冰箱贴套装内字母的颜色一致。这款套装只在 1971—1990 年生产，并在美国各地销售。但不是冰箱贴套装造成了联觉，而是套装里字母的颜色成了天生的联觉者建立映射的来源。[31]

就像超忆症，联觉也反映出速度层次理论中的黏性，可以理解为速度快的层次更快地将信息传入下一层次，从而让记忆迅速固定下来。尽管超忆症和联觉不被认定为疾病，但也是少数人才会有的不寻常体验。这证明，对大多数人来说，神经速度层次之间的互动已经进化到平稳的水平了。

为什么失忆者会忘记父母，却不会忘记如何开车

在这一章中，我们讨论了记忆，并把记忆当作一件事来看。其实，记忆也分很多种类型。

1985 年的一天，美国华盛顿州的记者乔迪·罗伯茨（Jody Roberts）突然失踪了，亲人们苦苦寻找多年，最终只能接受她已死亡的推测。

其实罗伯茨没有死。失踪 5 天后，她出现在千里之外的科罗拉多州奥罗拉市的一家商场，在漫无目的地游走，神情茫然。她身上没有可以证明身份的文件，只有一把车钥匙，车却不知去向。她失忆了，把过去忘得一干二净，警察带她去了医院。因为身份不明，她接受了简·迪伊（Jane Dee）这个新名字，在一家快餐店找到了工作，又进入丹佛大学读书。最后，她搬到阿拉斯加州嫁给了一个渔民，从事网页设计的工作，还生了两对双胞胎。

12 年后，一位之前的熟人在新闻报道中认出了罗伯茨，她和家人团聚了。家人们喜极而泣，她却礼貌而疏远，因为她完全没有从前的记忆。罗伯茨的父亲和媒体说："我们终于找回她了，但是只找回了最基本的她。"[32]

　　最值得注意的是，罗伯茨仍然记得如何说英语、开车、调情、找工作、做服务员、写情书、照顾孩子……她只是不记得自己的个人经历了。像罗伯茨这样只有一部分记忆的患者还有很多，可见记忆不是单一一种，有很多种类型（见图 10-4），比如短时记忆（记下一串电话号码，只需要撑到拨出去就可以了）和长时记忆（记得你两年前的度假经历）两大类。长时记忆中有陈述性记忆（名字和事实）和非陈述性记忆（如何骑自行车或者一些你会做但说不清怎么做的事情）。而非陈述性记忆又分为很多子类型，比如记住如何快速打字和为什么别人撕开糖果包装时你会咽口水。

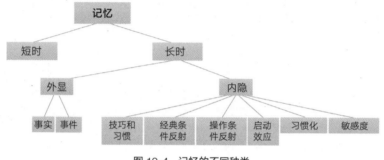

图 10-4　记忆的不同种类

　　想理解罗伯茨的情况，首先要明白，不同的大脑结构支持不同类型的学习和记忆。海马及其周围结构的损伤会影响新的陈述性记忆的形成，比如今天早餐吃了什么，但不会影响非陈述性记忆，比如怎样说话、唱歌、走路等。这就是为什么患失忆症的莫莱森能够正常生活，刷牙、开车和对话这些事均未受到影响。涉及平衡和协调能力的部分负责运动技能的学习，而另一部分对把运动行为和之后的奖励联系起来至关重要，还有一部分负责与恐惧条件反射相关的记忆变化，而多种奖励机制可以支持人类找到成功的觅食策略。若要列举出大脑的不同结构以及它们和学习、记忆的关系，可就说来话长了。

　　罗伯茨和莫莱森的经历还告诉我们，某个子系统完整与否并不一定会影响其他部分的功能。也许你会忘记每一天都发生了什么，但仍记得已经学会的运动技能，并可以学习新的运动技能。

假如你从小到大见到过很多种鸟类，你的大脑就会有个普遍印象，那就是有羽毛的动物都会飞。但你在动物园里看到了鸵鸟，知道它不会飞，是普遍规律里的例外。你还知道动物园里的那只鸵鸟名叫朵拉（Dora），和其他的鸵鸟不一样。

几年前，搭建人工神经网络的研究者遇到了一个问题，即普遍规律和具体事例的区别。他们可以搭建包含普遍规律的神经网络，如有羽毛的动物会飞，也可以搭建包含具体事例集合的网络，如叫朵拉的鸟不会飞，叫保罗的会飞，但无法兼顾。神经网络要么通过数千个例子缓慢调整，要么根据特例快速调整。

我们都需要不同的时间尺度来记住世界上不同类型的事实，有时候需要概括的记忆，比如柠檬是黄色的，有时候则要记住一些具体的事，比如冰箱蔬菜格中的那颗柠檬已经烂了。可大脑又该怎么做到在快慢两种时间尺度上同时学习呢？

这两种目标明显不相容，带给我们很大的启发。[33] 为了把这两项工作都做好，大脑必须有不同的系统，以不同的速度学习，一个负责总结生活中的普遍规律，即慢速学习，另一个负责情景记忆，即快速学习。有观点认为，这两个系统分别是大脑皮质和海马。海马可以很快改变，所以它能从事件中快速学习，并保留事件的细节；皮质的改变则很慢，它需要接收大量的事例，并花很长时间去提取信息，概括普遍规律。通过分工合作，大脑既可以实现单项快速学习，如摁下这个按钮就可以启动租来的汽车，又可以慢慢地从诸多经历中提炼有用的信息，如大多数花儿都在春天开放。[34]

输入大脑的活动会改变大脑的结构。从大脑神经森林的角度来看，统筹规划面临很大的挑战，因为它们必须不停地改变，才能最佳地反映外部世界。神经网络中的每一处改变都需要为整体发展做出贡献，将新知识纳入已有的体系中，还需要在适当时刻对宏观上的行为产生影响。为了理解记忆，科学家已经针对突触的强弱变化开展了一系列研究，并将其运用在人工神经网络领域，取得了很多亮眼的成果。但如果认为记忆只依赖于单一机制，那就把它想得过于简单了，记忆不是简单地在大型的网络连接中拨弄突触。如果仅仅如此，那么新信息的输入将很快覆盖旧信息。而我们在记忆的退化方式中了解到，旧信息事实上更加稳定，这启发我们不断探寻记忆在不同时间尺度上存储的秘密。

对神经科学家或人工智能工程师来说，用突触模型做研究较为简单方便，但在大脑的真实工作中，记忆的改变广泛地发生于神经元、突触、分子甚至基因层面。作为类比，可以想象沙丘是如何记住风来过的，沙坡斜向面风的一侧，岩石被风雕刻出形状，沙砾中生活的昆虫进化出适合环境的翅膀，就连沙漠植物的叶子都不会轻易在风中受伤。

目前，在记忆研究领域，研究者希望尽最大的努力去探求诸多记忆现象的成因。尽管现有的人工神经网络研究硕果累累，比如用超人的能力辨认照片，但终究还未获悉人类记忆的基本特征。在我看来，人类的记忆如此丰富多彩，是基于大脑中不同时间尺度的生物级联。新信息建立在旧信息的基础上，受到以往经验的诸多限制。就连很多医学生都在担心如果他们学了新知识，就会忘记旧的。好在，这种"定容模型"只是个误会。你学了一点新东西，在下一次了解相关知识时，就会变得更容易一些。

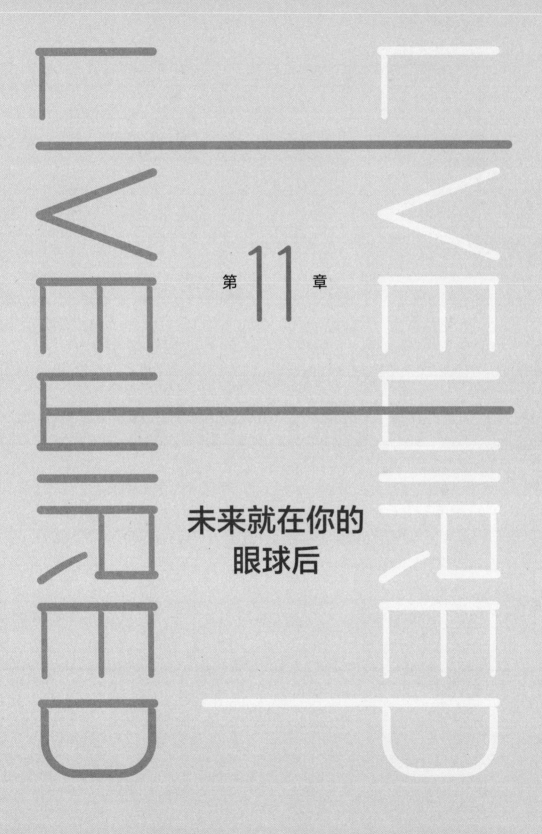

第 11 章

未来就在你的
眼球后

为什么说"勇气号"火星探测器还不如一头被陷阱夹住腿的狼？

跨语言又跨系统，不同国家的国际空间站如何实现"无缝连接"？

动态重连的未来世界，还需要司机和修理工吗？

之前听说加利福尼亚州的一所学校取消了艺术课、音乐课和体育课。学校削减这些支出是要做什么？其实几年前，学校就决定用全部资金为学生建立一个最先进的计算机中心。学校购买了价值 3.3 亿美元的计算机、服务器、显示器和其余的外围设备，并在各种场合自豪地展示办学成果。

但是短短几年后，他们的计算机设备就过时了。新的芯片运行速度更快，存储也从硬盘转移到了云端，新软件已和旧硬件不兼容。从他们初次购买设备时算起，短短 10 年，他们就被迫抛售了所有设备。这个曾经风光无限的计算机中心曾让创意艺术和身体健康的支出锐减，可终究只是昙花一现。如今，它已成为一段昂贵的回忆，在垃圾堆中闪闪发光。

这件事让我很好奇，既然硬件机器最终会被弃用，我们为什么还在源源不断地制造它们？从电路焊接好的那一刻起，机器就有了失效日期。

像狼一样"断臂求生"

如果我们能从动物身上找灵感，或许就能利用动态重连的原理解决一些问题。假如一头狼被陷阱夹住了一条腿，它会咬断自己的腿，一瘸一拐地逃走。与之形成鲜明对比的是火星探测器"勇气号"（Spirit），它于 2004 年 1 月 4 日在这颗红色星球的表面着陆，并正常工作了很多年（见图 11-1）。但到了 2009 年底，这辆重达 180 千克的机械车陷入松软的土壤中出不来了，因为它的右前轮已经停止了工作。雪上加霜的是，受到角度限制，它的太阳能电池板无法面向太阳，因此失去了动力来源，最终没能挨过严酷的冬天。2010 年 3 月 22 日，它向地球发出最后的信号后，永远失联。

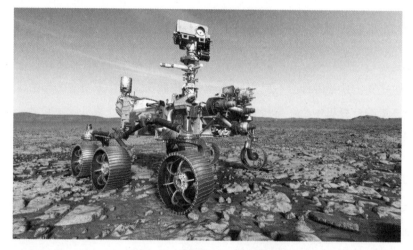

图 11-1　"勇气号"火星探测器

"勇气号"曾经是一辆出色的火星探测器，现在则成了一块天价太空垃圾。

　　"勇气号"火星探测器非常了不起，它的工作时间远远超出预期了。但假如我们发射的探测器坚持不了多久就成为一堆废铁，我们肯定无法接受。

　　这不是在批评美国国家航空航天局（NASA），他们的工程技术已经是顶尖的了。现在的问题是，我们仍然在制造硬件机器人。这样的机器人少了一个轮子、一个轴或者坏掉一部分主板就报废了。可动物遇到这种情况时，一般会选择"断臂求生"，或跛着脚走路，或拖拽着身子往前挪，甚至是跳着逃跑。它们能接受身体某处出现问题，并仍会尽其所能地朝着目标继续前进。

被困的狼咬断自己的腿，然后它的大脑会自动调节这种异常的身体计划，这是因为"重回安全状态"与它的奖励机制相关，它需要食物、需要住所、需要狼群的支持。所以狼的大脑会想出一个办法，让它重新回到目标状态。

探测器和狼的区别在于，探测器只会接收信息，而狼的信息是有目的性的。和"勇气号"火星探测器不同，被夹住腿的狼有它自己的想法，那就是逃离危险，到达安全地带。它的行动和意图来自捕食者的威胁以及饥饿感，因此它会牺牲身体的一部分作为达到目标的代价。它的大脑会收集周围环境的信息，判断在这个环境里身体能做什么，并最终将这些能力转化为最有效的行动。

受伤的狼会继续一瘸一拐地生存。动物受到伤害，只要不是特别严重，都不会停下来等死。因此，我们的机器也不应该停下来！

大自然知道，把狼的大脑固化成硬件连接是没有意义的。身体计划在改变，生存环境在改变，能力和行动间复杂的关系也在改变。对一个系统而言，想要更高效地完成目标，就不应提前设定好线路，而是要建立一个信息反馈系统，在运行的过程中自我优化、自我调整，以有效地实现目标。有些目标是长期的，比如生存；有些目标则是短期的，比如通过钳形运动捕捉逃跑的驯鹿。在任何情况下，大脑都会通过自我调整来达到目的。

机器人损坏后如何才能继续工作？当然需要像人一样，拥有能够驾驭修改身体计划的能力，再加上吃饭、社交和生存的能力。有了这些能力，它们在必要时就可以舍弃轮子或损坏的部件，剩余的线路就能通过自我调整以继续完成既定的工作。想象一下，如果火星探测器可以自己锯掉卡住的轮子，并想出如何将移动能力转移到剩余的轮子上，那它就不会报废了。动态重连原则可以用来构建可以重新配置的机器，将输入和输出目标结合起来调整布线。当它们失去了轮胎、压断了车轴或者扯断了电线时，剩余的连接可在必要时重新调整，继续完成初始目标。

就像将狼的大脑固化没有意义，将波尔加姐妹、帕尔曼和塞雷娜的大脑固化也一样毫无意义。这个世界既纷繁复杂又瞬息万变，要想通过提前编写好的基因程序来匹配，无异于天方夜谭，因为身体状况、食物来源、个人能力以及输入和输出之间的映射，都在不断变化。

LIVEWIRED　**与其预先设定线路，不如建立一个能主动改进、自我调整以实现目标的系统。**

在大自然中寻找最精妙的外围设备

几十年来，从示波器到电极管再到磁共振成像仪，工程学的进步一直推动着神经科学的发展。也许现在是时候反过来，让工程学从生物学中获益了。

现在的工程大都在豪华又整洁的公司办公室里完成，人们很难走近鲜活的生命去观察它们，从狗到海豚，从人类到蜂鸟，从熊猫到穿山甲。与总是拖着长尾巴连着墙上插座的机器不同，这些生物是自由的，它们能为自己找到能量来源。它们攀登、奔跑、翻越、跃动、游泳、爬行，甚至稍微学一下就能控制滑板、冲浪板和滑雪板。一切皆有可能，因为大自然在不断地改变基因，以创造新的传感器和肌肉群，而大脑懂得如何利用它们。这些生物可以承受创伤，从断腿到大脑半球切除术，它们都能够挺过来，并继续生存下去。相比之下，机器设备既没有灵活性也没有耐久性——这些都是生物所特有的。

为什么我们还没有制造出可以动态重连的设备？不要对自己这么苛刻，大自然做到这一点用了数十亿年，在不同的生物身上进行了数万亿次的实验。生命短暂如我们，很难想象那是多么漫长的时间。身为人类，我们也无法想象出在地面上漫步的、在水中畅游的、在天空中滑翔的无数生物的大脑的样子。

要多花些时间才能赶上来。好消息是，我们已在破解生物的密码了！如何将动态重连的原理更深层地融入我们所创造的东西中？去模仿大自然已经熟练掌握的事吧！举个例子，有一种被称为墨西哥脂鲤的盲鱼，它们的身体中有一些传感器，能通过探测水压和水流来感应周围漆黑的海水。受此启发，新加坡的工程师为潜艇仿造了这种传感器的人工版本，因为如果水下航行器用灯光来探路，不仅非常耗电，还会对生态系统造成破坏。[1]人们希望通过使用这种小型低功耗的传感器去感应水流的变化，在黑暗的海底也能"看"得一清二楚。

传感器仿生学是一个很好的开端。但这只是开始，更大的挑战是设计一个搭载"即插即用"功能的神经系统。以美国国家航空航天局在国际空间站项目中遇到的问题为例，国家之间的合作是项目的核心，但这也带来了工程上的问题。通常，俄罗斯人建造了一部分，美国人连接上另一部分，欧洲和日本人又贡献了一个部分。如何协调来自不同国家模块上的传感器？美国的热传感器不总能和俄罗斯的振动传感器同步，某国的气体传感器也和空间站的其他部分存在通信问题。国际空间站需要不断地让工程师解决这些问题。

首先要解决不同传感器的协调问题，那就去模仿大自然吧。毕竟，她已经启用了无数个传感器，从眼睛、耳朵、鼻子，到压力传感器、电传感器、磁传感器等。从进化的角度来看，大自然努力设计了一个神经系统，无须提前了解情况，就能从传感器中提取信息。这些传感器的设计可能完全不同，但并不会对它们的对接工作产生任何的阻碍。因为大自然的大脑遍布整个世界，它能找到不同输入数据流之间的相关性，并想办法让输入信息发挥相应的作用。

我们要如何利用这种连接呢？大脑能够发出运动的指令并评估反馈，这是它最强大的功能之一。我建议对国际空间站，我们不仅要研究它的"感觉神经"，还要研究它的"运动神经"，也就是它如何"使用"自己的身体。国际空间站的原理是模块化设计，这也意味着它的身体结构会不断地改变。正如我们在第 5 章讲述的，大脑可以驾驭其所在的任何一个身体。大脑的学习并不需要预先编程，只需要尝试不同的动作，然后观察结果，就可以对所在的身体有所了解。未来的国际空间站也可能会偶尔站起来，四处走走，去了解一下它自己的新模块、新功能。如果这种自我配置能够实现，就意味着我们的机器在出厂时将只是半成品，而走下生产线后，它们将通过与世界的交互来完善自己的连接。

一旦协调好输入信号和输出信号，神奇的事情就会发生。有种被广泛使用的芯片，叫作"现场可编程门阵列"（简称 FPGA），是很多产品的核心。这种芯片非常厉害，但也需要考虑如何协调其内部所有信号的时间。0 和 1 在芯片中以接近光速的速度传送，可如果芯片出现一些意外，某部分的 1 比特（bit）先于另一部分的 1 比特到达，结果将是灾难性的，芯片的全部逻辑功能都可能崩溃。微芯片中的时序问题是一项成熟的研究分支，已有很多关于此的大部头研究著作。[2]

生物学家有个简单的办法可以解决时序问题。首先，大脑和芯片都面临同样的挑战，要处理源源不断的输入信号流（来自感觉器官和内脏器官）和输出信号流（肢体的活动）。在处理信号的过程中，时机至关重要！如果你在迈出下一步前听到有树枝断裂的声音，那最好留意一下周围有没有捕食者。如果你是在落脚后才听到树枝断裂声，就不必惊慌，因为这是你自己迈步行为的正常感官反馈。大脑面临的挑战是，它无法预先对每个感官传递信号的时间进行编程，因为这种预期是随时变化的。突然从亮处来到暗处，你的眼睛与大脑交流信息的速度会减慢约十分之一秒；比起在寒冷的季节，炎热的天气能让信号以更快的速度传遍全身；从婴儿长成大人，四肢长度会变化，大脑发送和接收信号的时间也会延长。

大脑在处理时序问题的时候，不会先去读相关的著作，而是直接去探索这个世界，东踢一踢，西碰一碰，中间再敲一敲。大脑基于以下假设工作，如果你在接触世界后完成了一个动作，那么通过不同感官通道返回的分散的时间信息应被视为同步的。也就是说，你的意识会去适应这种机制，同时去看、去听、去感受结果。[3] 预测未来的最好办法就是创造未来。与世界互动时，大脑会向不同的感官发出明确的指令：快同步下时间！

受神经科学的启发，我们得到了一种解决微芯片时序问题的办法，即让芯片定期给自己发送探测器，就像一个人随意地做一些动作，弹弹球、敲敲银器或戴上眼镜来回看看。芯片主动发送了探测器，就对即将发生的事情有了明确的期望，再据此调整时序就简单了，自然就不用再看那些研究专著了。

用生物学重新定义未来科学

未来，随着搭载动态重连原理系统的机器的增多，活件的种类也必将丰富起来。就拿不断发展的自动驾驶汽车来说，未来马路上的事故会越来越少，这不仅是因为汽车可以和周围的汽车实现信息交互，还因为它自身的系统将具有学习的能力。也就是说，随着时间的推移，汽车将不断学习，成为更出色的"司机"。这并不意味着它们一开始就被设定成避免犯错误，这个世界太复杂了，不是所有的情况都能被预先编程。正如青少年会从错误中吸取教训、总结经验一样，自动驾驶汽车也将随着时间的推移变得越来越聪明。

我们也可以利用动态重连原理更高效地分配电力。构建物联网后，我们可以任意调配空调、计算机以及灯具的资源。如果把网络看作一个巨大的神经系统，那么当某个位置或某个节点缺电时，就能运行系统分配电力。[4] 除此之外，智能电网还将打开私人发电领域的大门。想象一下，如果有人建立了风力发电站和太阳能农场，再通过智能电网加以控制，就会像大自然为动物添加了新的身体附件，然后告诉大脑如何使用它们一样。

除了能提高效率，智能电网还能通过自我修复来抵御攻击。世界上有很多国家都称自己正在致力于实现智能电网，可实际上，"智能"这个词也是分不同级别的。一个三年级的孩子很聪明，爱因斯坦也很聪明，但这两种聪明完全不在同一水平上。大自然用了数十亿年构建了动态重连的生物体系，随着对这一原理的理解与实践，我们也会慢慢将普通智能电网升级为超智能电网，这需要一个过程。

我们充分发挥活件的优势，可以对探测器、汽车、芯片和电网等进行优化。除此之外，我还希望看到人们用生物学重新定义更多的领域，如建筑学等。到目前为止，即使是最宏伟壮丽的建筑，在大自然的造物面前也显得苍白无力。从神经元那漂亮的结构，到小脑的精巧设计，再到四肢的灵活舞蹈，大自然的造物是多么神奇。如果建筑师能从生物学中获得灵感，那他们将创造出多么令人叹为观止的作品啊！

想象一座建筑能感知浴室的排水情况，评估当前情况是欠缺还是冗余，然后根据需要快速增加更多的水槽、小便池和排污管道。或者想象一栋房子，它知道自己的建筑结构，可以调整自己的神经系统去适应一些变化。比如每增加一个房间，通风管道和电线就会排布在里面，而总体的神经系统也会调整，对房子有一个新的认知。当房子的一部分损坏了时，它也会动态地重新配置资源；厨房受损时，它会重新分配厨房里的台面空间和电器，在小空间里实现大厨房的同等功能。

在未来，虽然随着将活件融入建筑中，我们可能会面临一些小麻烦，比如之前的大冰箱无论如何都塞不进小房间，只能置换掉。但至少我们不用再面对那些墙塌了的老房子了。如果我们设计出一种如同神经元集群的砖块，它们能相互交流、自我组建结构，将会是什么样子？如果建筑物可以移动，能动态优化采光、遮阳、供水、迎风面积等指标，会是什么样子？如果建筑物可以移动，能在火灾迫近或海岸线改变时挪到更好的地方，又会是什么样子？随着我们逐渐掌握动态重连技术，未来工程学的繁荣将不可估量。

　　最后还需注意一点，未来的自配置设备将会改变设备维修的意义。对建筑师和汽修师傅而言，建筑物或发动机损坏，他们都有明确的修理办法。但年轻的神经学家遇到的问题往往没有确切的答案，这让他们很没有安全感。尽管他们能准确地识别和诊断大脑的问题，但患者的状况通常不符合教科书上的模型。为什么教科书不够用了呢？因为每个大脑都会基于过去、目标和训练走出自己的路。在遥远的将来，建筑师和汽修师傅将不得不像神经学家一样，在维修设备时以一般性的原则做指导，而不是直接去找某根特定的电线或某个螺栓。

　　随着大脑动态重连的原理浮出水面，相信未来，它会在人工智能、建筑、微芯片、火星探测器等多个领域展示它的魅力。我们不再需要定期把那些脆弱易损的设备丢到垃圾堆，而是把自配置设备从生物学领域拓展到制造业。

　　我在想，我们的后世子孙在回顾工业革命的历史时，会不会感到很困惑："模仿大自然数十亿年来'生物革命'的原理怎么会花费那么长时间？这规律明明一直在我们身边啊！"

　　所以，如果一个年轻人问："我们的技术在 50 年后会是什么样子？"你可以回答："答案就在你的眼球后面。"

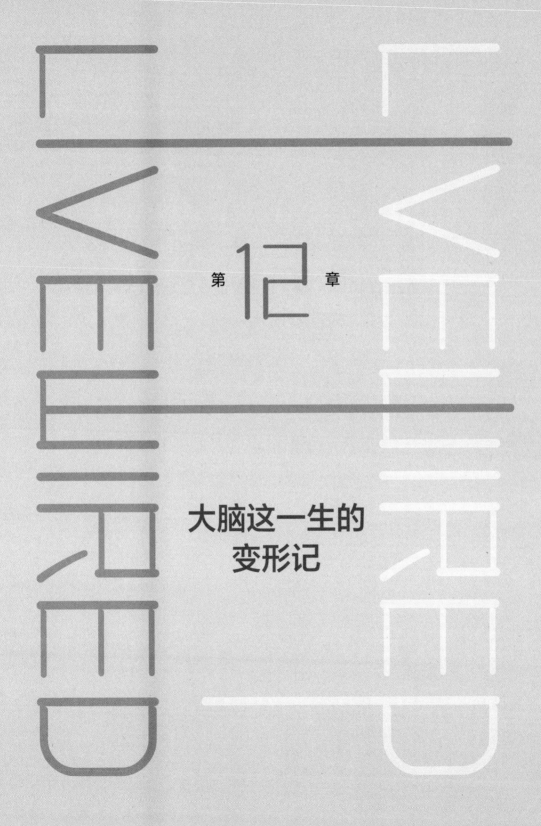

第 12 章

大脑这一生的
变形记

解码冰封 5 000 年的蒂罗尔冰人奥茨的大脑，我们可以知道哪些信息？

汽车改用无铅汽油 23 年后，为什么各地犯罪率都有所下降？

如果每个人的大脑都是一台录像机，你的一生将会记录什么？

进入 5 000 年前冰人奥茨的世界

1991 年 9 月，一对德国夫妇在蒂罗尔州阿尔卑斯山脉徒步旅行时发现了一具尸体。尸体的 90% 都被冻在冰川中，只露出头和肩膀，已被冻干的身体保存完好。多年来，人们也曾在山上发现过几具登山遇难者的尸体，但这次的发现和之前都不一样。因为这个人 5 000 年前就被冻在这里了！

这个冰封的标本后来被称为"蒂罗尔冰人"，并起名"奥茨"（Ötzi）。起初，一些人把他从冰川里敲出了一部分，之后他又被恶劣的天气冰封起来。最后，人们用滑雪杖把他"救"了出来。科学家们对其所属的年代争论不休，最终得出结论，这名男子来自新石器时代晚期，也就是铜器时代。[1]

科学家对他充满了好奇。他是谁？长什么样？去过哪些地方旅行？我读完有关他的大量科学资料后，为科学家从他简单的遗骸里收集到的海量信息感到震惊。他肠道的内容物是他最后的两餐（羚羊肉和鹿肉，配着一粒粒的麦麸、根茎和水果），最后一餐中的花粉很新鲜，说明他是在春天死亡的。从他的头发大致能看出他死亡几个月前的饮食习惯；发缕间的铜粒表明，他曾经做过冶炼工作；牙釉质的成分让我们知道他童年生活的地方；被熏黑的肺说明他曾与篝火为伴；腿骨的比例表明，他年轻时曾在山区长途跋涉；他腿骨的情况和皮肤上的十字疤痕表明，他曾因膝盖磨损而接受过原始的针灸治疗；指甲上的三道横线表明，他在死前的半年里曾三次患上全身性疾病。

人们可以从一副身体上收集大量的数据，因为身体所经历的所有事都会在其上留下痕迹。身体是被经历塑造的。如你所见，一种更加具体的塑造正发生在我们的大脑中。

在某种程度上，我们也许能从一个人神经资源的精确塑造中，大致读出他的生活细节，比如他做了什么，什么对他最重要。如果可行，它将会是一门新的科学。能否通过观察人的大脑是如何自己重塑的，从而知晓他接触过什么或者他关心什么？他习惯用哪只手做精细活儿？他所处的环境中有哪些相关信号？他的语言结构是什么样的？显然，这些问题都不能通过观察内脏、头发、膝盖和指甲来回答。

这和我们拆解击落的敌军战机，从而逆向反推它的结构设计是相同的逻辑。我们姑且假设功能与结构相关联，如果驾驶舱里的线路有特定的排布，意味着其背后一定有功能上的考虑。我们也有机会对大脑进行同样的回溯性解码。

如果一切顺利，50 年后我们将在意大利的博尔扎诺重新见到玻璃柜里的奥茨。通过回溯性解码，我们将把他从映照着冰川澄澈的冰牢中解救出来，更深入地了解他。我们能看到那些刻在他大脑中的鲜活的生活细节，从他自己的角度，而不是别人的角度去理解他的生活。他在乎什么？把时间花在什么事情上？他爱的是谁？实现这些听起来像是科幻小说，但几十年后，它可能成为科学的一部分。

生物在漫长的进化过程中不断被重塑，以匹配环境。我们视网膜上的光感受器完全与太阳光的光谱匹配，我们的基因组上还有古代流感留下的痕迹。往小了说，在人的短短一生中，大脑的连接也能告诉我们很多，它的结构揭示了一个人在某一环境下的关注点、时间投入或面临的信息热点。这样说来，奥茨就不仅仅是他那个时代的代表，他更像是一本日记，记载着他的生活点滴。从他的脑细胞里，我们能看到他的兄弟姐妹、孩子、长辈、朋友甚至敌人的样子，我们能闻到雨夜潮湿的味道以及篝火中烧焦的木屑香气，我们能听到他的语言和他熟悉的声音，我们能体会到他的快乐、恐惧、伤心和希望。奥茨没有生在能用摄像机记录生活的时代。但他本身就是一台摄像机。

动态重连，地球上最壮丽的自然奇观

有时候，我会听到人们说："医生告诉我侄女，她再也不能走路了。可你看她，刚跑过我们身边！"首先，我真为患者和她的家人感到高兴。其次，我也有点怀疑医生是否真的说了"再也不能"，至少应当在开头附上"最可能的情况是"之类的话；或者，医生可能是想通过降低患者及其家人的期望来避免诉讼，这样只要患者的病情有任何进展，他都会得到夸奖。不管原因是什么，好医生很少会下定论，因为大脑具有重新配置的能力。这给了每一个人，尤其是年轻人，改变的可能。

在我看来，动态重连可能是生物学中最壮丽、最令人惊叹的现象。在本书中，我试着将动态重连的主要特点归纳如下。

- 反映外部世界：大脑根据输入进行匹配。

- 处理全部输入：大脑利用所有输入的信息。

- 驾驭任何机体：大脑学习控制其所在的任何身体。

- 保留重要事件：大脑根据事件相关性分配资源。

- 锁定稳定信息：根据不同的输入类型，大脑某些区域更具可塑性。

- **或竞争或死亡**：大脑的可塑性源自系统各部分的生存斗争。

- **向着数据进发**：大脑根据输入的数据在内部建立起外部世界的模
  型，并在预测不准时自行调整。

动态重连不仅是令人惊喜的自然奇观，也是记忆、灵活的智力以及文明存在的基础。这就如同一个人发现自己没有工作所需的工具，就通过微调大脑来创造这些工具。通过大自然的动态重连原理，大脑可以即时调整数十亿个参数来应对不符合预期的情况，而不是去预测每一种可能发生的情况，这样就减少了进化过程中很多的麻烦。

小到突触，大到整个脑区，可塑性存在于各个层面。大脑中的每个突触、每个神经元、每个种群都在争夺资源和领地，边境战争连绵不休，大脑的地貌也在不断变化。大脑的结构总能反映出对有机体来说最重要的目标。

动态重连将成为我们思维的基础部分，随着对世界的研究越来越深入，我们也将更清晰地看到大脑的作用。

20 世纪 90 年代中期，美国犯罪率急剧下降。一种假设认为，是《联邦空气清洁法案》的颁布造就了犯罪率的下降，该法案要求汽车将含铅汽油转为无铅汽油。研究表明，如果空气中的铅含量很高，就会损害婴儿的大脑发育，导致更多的冲动行为和更仓促的思考。而在该法案实施之后，由于空气中的铅含量减少，23 年后，犯罪率显著下降了。

铅含量和犯罪率之间的关系是巧合吗？可能不是。很多国家都相继改用无铅汽油，而所有这些国家的犯罪率在使用无铅汽油的 23 年（那些呼吸着更低铅含量空气的孩子长大成人所需的时间）后都有所下降。[2] 如果这个假设正确，那么该法案在打击犯罪领域可真是功勋卓著，比美国历史上任何其他的政策都做得更好。虽然想要证明这一假设还需要做更多研究，但它也明确了一个观点，即动态重连的过程可能受到分子、激素、毒素等的影响。从个体到社会，到处都有可塑性的参与，所以你完全不必怀疑它的重要性。

因为动态重连，我们每个人都是一个空间和时间的集合体。我们降生于世界上一个特殊的点，这个点上的细节从一片空白到我们用一生去丰富。从本质上讲，我们就是一台摄像机，一台记录着世界上属于我们的时刻的摄像机。

当你遇到一个更年长的人，并对他的观点或世界观感到震惊时，或许可以把他当作一个记录着他的时光、他的一系列经历的摄像机，因为总有一天，你的大脑也会成为不被后代所理解的"时光快照"。

我的人生之船上有件珍宝，那是一首创作于 1985 年的歌，名为《我们是世界》（ *We Are the World* ）[①]。为了给非洲的贫困儿童筹集资金，数十名超级明星音乐家演唱了这首歌曲。它的主题是：我们每个人都对所有人的幸福负有责任。

现在回想起这首歌，作为神经学家的我看到了另外一种解读。我们常常说，这是我，那是世界，总想把二者分开看待。但正如我们在本书中所讲的，每一个与你交互的事物都决定了你是谁，包括你的环境、经历、朋友、敌人、文化、信仰、时代等所有的一切！虽然我们会说"他是他自己"或者"她是一个独立的思考者"这样的话，其实你根本无法与你所处的大千世界分开。没有外部世界，也就不会有你的存在。你所有的信仰、教条和抱负都是由外部世界塑造的，从内到外，就像用大理石雕刻出的雕像。多亏了动态重连，我们每一个人都是一个世界！

---

① 该歌曲中文译名为《天下一家》。为与后文呼应，此处直译成《我们是世界》。——译者注

在神经科学领域探索的这些年，我遇到了很多重要的人。他们就像一面面镜子，让我看到自己如何本着对大脑这个大自然赐予我们的拥有无限创意的工具箱的迷恋一步步走来，他们也教会我充满激情地追逐真理。

我要感谢我的父母赛瑞尔（Cirel）和亚瑟（Arthur），他们在我孩童时的敏感期充分塑造了我的大脑。我还要感谢里德·蒙塔古（Read Montague）、特里·赛诺夫斯基（Terry Sejnowski）以及弗朗西斯·克里克（Francis Crick），他们在我就读研究生至博士后期间进一步发展了我的大脑。同时，还有许多亲爱的朋友、学生和同事一路相随。感谢斯坦福大学的同事们，他们搭建起宏大的智慧城堡，让我在其中享受无穷的知识盛宴。还有一些朋友带给我丰富的灵感，通过不断地讨论，我们都获益良多。

名字太多，无法一一列出，但我仍要特别感谢唐·沃恩（Don Vaughn）、乔纳森·唐纳（Jonathan Downar）、布雷特·门什（Brett Mensh），以及多年来我实验室的所有学生。我要感谢特里斯坦·伦兹（Tristan Renz）和斯科特·弗里曼（Scott Freeman），在我们的感官替代工作还未得到广泛认可时，他们就慷慨地提供了资金支持。我感谢我的研究生兼现任商业伙伴斯科特·诺维奇能够与我合作，让新感官公司成功创立。同样，我也非常感激令公司不断壮大的员工团队。

感谢丹·弗朗克（Dan Frank）和杰米·宾（Jamie Byng），非常荣幸能与如此出色的出版商共事，谢谢他们坚定的支持。感谢威利公司（the Wylie Agency），尤其是安德鲁（Andrew）、莎拉（Sarah）、詹姆斯（James）和克里斯蒂娜（Kristina），是他们给了我强有力的支持与帮助。

我很高兴有这么多人仔细研读这本书，包括迈克·佩罗塔（Mike Perrota）、沙希德·马立克（Shahid Mallick）、肖恩·贾奇（Sean Judge），还有所有在斯坦福大学参加我的大脑可塑性课程的优秀学生们。

本书献给我两个年幼的孩子亚里士多德（Aristotle）和阿维娃（Aviva），在他们可爱的小脑袋里，大脑的可塑性正在每分每秒地发挥作用。我也要向我的妻子莎拉（Sarah）表达我最深切的爱和感激，感谢她对我的支持、鼓励和投入。抒情诗里总会歌颂爱恋，但如果没有大脑的动态重连，这种深沉的爱也将不复存在，我们对彼此的爱已深刻地改变了我们的大脑。

最后，我想感谢世界各地的读者，他们给了我极大的鼓励。他们大概很羡慕我，因为我在工作中可以不断地探索之前未被发掘的领域，但他们也可能会忽视在这份工作中我不断经历的挫折与疲惫。但当迷人的真理浮现，它的光芒映照在我们所有人脸上时，什么样的辛苦都是值得的。

为使本书更易于读者阅读和理解，作者用通俗的语言而非行话来阐述书中的大部分专业性概念，这个做法有利有弊，为减少其中的弊端，作者为读者提供了相应的注释，帮助有兴趣的读者查阅与概念相关的原始文献、详细资料和科学词语。

考虑到环保的因素，也为了节省纸张、降低图书定价，本书编辑制作了电子版的注释。请扫描下方二维码，直达图书详情页，点击"阅读资料包"获取。

未来，属于终身学习者

我们正在亲历前所未有的变革——互联网改变了信息传递的方式，指数级技术快速发展并颠覆商业世界，人工智能正在侵占越来越多的人类领地。

面对这些变化，我们需要问自己：未来需要什么样的人才？

答案是，成为终身学习者。终身学习意味着永不停歇地追求全面的知识结构、强大的逻辑思考能力和敏锐的感知力。这是一种能够在不断变化中随时重建、更新认知体系的能力。阅读，无疑是帮助我们提高这种能力的最佳途径。

在充满不确定性的时代，答案并不总是简单地出现在书本之中。"读万卷书"不仅要亲自阅读、广泛阅读，也需要我们深入探索好书的内部世界，让知识不再局限于书本之中。

湛庐阅读 App: 与最聪明的人共同进化

我们现在推出全新的湛庐阅读 App，它将成为您在书本之外，践行终身学习的场所。

- 不用考虑"读什么"。这里汇集了湛庐所有纸质书、电子书、有声书和各种阅读服务。
- 可以学习"怎么读"。我们提供包括课程、精读班和讲书在内的全方位阅读解决方案。
- 谁来领读？您能最先了解到作者、译者、专家等大咖的前沿洞见，他们是高质量思想的源泉。
- 与谁共读？您将加入优秀的读者和终身学习者的行列，他们对阅读和学习具有持久的热情和源源不断的动力。

在湛庐阅读 App 首页，编辑为您精选了经典书目和优质音视频内容，每天早、中、晚更新，满足您不间断的阅读需求。

【特别专题】【主题书单】【人物特写】等原创专栏，提供专业、深度的解读和选书参考，回应社会议题，是您了解湛庐近千位重要作者思想的独家渠道。

在每本图书的详情页，您将通过深度导读栏目【专家视点】【深度访谈】和【书评】读懂、读透一本好书。

通过这个不设限的学习平台，您在任何时间、任何地点都能获得有价值的思想，并通过阅读实现终身学习。我们邀您共建一个与最聪明的人共同进化的社区，使其成为先进思想交汇的聚集地，这正是我们的使命和价值所在。

CHEERS

湛庐阅读 App
使用指南

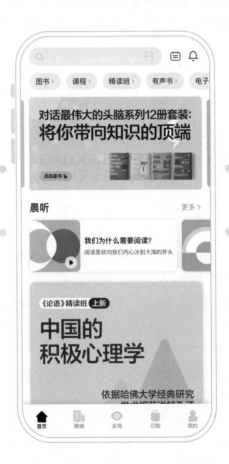

读什么

· 纸质书
· 电子书
· 有声书

与谁共读

· 主题书单
· 特别专题
· 人物特写
· 日更专栏
· 编辑推荐

怎么读

· 课程
· 精读班
· 讲书
· 测一测
· 参考文献
· 图片资料

谁来领读

· 专家视点
· 深度访谈
· 书评
· 精彩视频

HERE COMES EVERYBODY

下载湛庐阅读 App
一站获取阅读服务

浙江省版权局图字：11-2024-120

本书中文简体字版经授权在中华人民共和国境内独家出版发行。未经出版者书面许可，不得以任何方式抄袭、复制或节录本书中的任何部分。

图书在版编目（CIP）数据

粉红色柔软的学习者 / （美）大卫·伊格曼著；王明宇，牛雨谣译 . -- 杭州：浙江科学技术出版社，2024.11（2025.2 重印）

ISBN 978-7-5739-1211-4

Ⅰ.①粉… Ⅱ.①大… ②王… ③牛… Ⅲ.①脑科学—普及读物 Ⅳ.① R338.2-49

中国国家版本馆 CIP 数据核字（2024）第 088948 号

书　　名	粉红色柔软的学习者
著　　者	[美]大卫·伊格曼
译　　者	王明宇　牛雨谣

出版发行	浙江科学技术出版社
	地址：杭州市环城北路 177 号　邮政编码：310006
	办公室电话：0571－85176593
	销售部电话：0571－85062597
	E-mail:zkpress@zkpress.com
印　　刷	河北鹏润印刷有限公司

开　本	710mm×965mm　1/16	印　张	18.75
字　数	265 千字		
版　次	2024 年 11 月第 1 版	印　次	2025 年 2 月第 3 次印刷
书　号	ISBN 978-7-5739-1211-4	定　价	99.90 元

责任编辑　陈　岚	**责任美编**　金　晖
责任校对　张　宁	**责任印务**　吕　琰